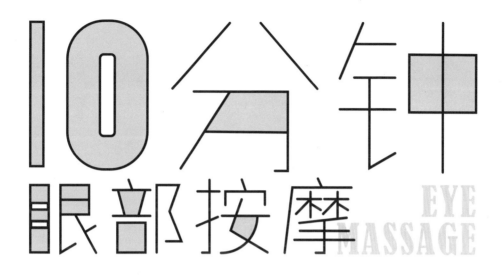

10分钟

眼部按摩

EYE
MASSAGE

U0337523

臧俊岐 编著

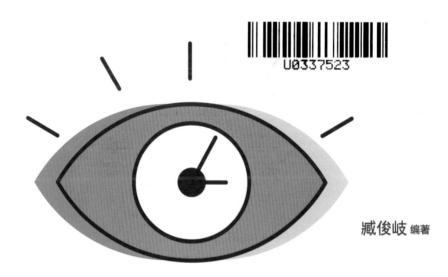

防近视 解疲劳

陕西新华出版传媒集团

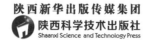
陕西科学技术出版社
Shaanxi Science and Technology Press

图书在版编目（CIP）数据

10 分钟眼部按摩，防近视，解疲劳 / 臧俊岐编著.
—西安:陕西科学技术出版社，2017.7（2020.6 重印）
ISBN 978 - 7 - 5369 - 6968 - 1

Ⅰ．①1… Ⅱ．①臧… Ⅲ．①眼 - 保健 - 按摩疗法（中医）Ⅳ．①R244.1

中国版本图书馆 CIP 数据核字（2017）第 081874 号

10 分钟眼部按摩，防近视，解疲劳

10 fenzhong yanbu anmo, fang jinshi, jie pilao

出 版 者	陕西新华出版传媒集团　　陕西科学技术出版社
	西安市曲江新区登高路 1388 号 陕西新华出版传媒产业大厦 B 座
	电话 (029)81205187　传真 (029) 81205155　邮编 710061
	http://www.snstp.com
发 行 者	陕西新华出版传媒集团　　陕西科学技术出版社
	电话(029)81205180　81206809
总 策 划	宋宇虎
责任编辑	付 琨　孙雨来
文案统筹	深圳市金版文化发展股份有限公司
摄影摄像	深圳市金版文化发展股份有限公司
印 刷	陕西金和印务有限公司
规 格	720mm×1020mm　　16 开
印 张	12
字 数	150 千字
版 次	2017 年 7 月第 1 版
	2020 年 6 月第 3 次印刷
书 号	ISBN 978 - 7 - 5369 - 6968 - 1
定 价	36.80 元

版权所有　翻印必究

Preface 序言

现代人几乎每天都长时间对着电脑、手机，对眼睛的伤害不可小觑。当眼睛发出疲劳、干涩、视物不清等一系列信号的时候，就是在提醒您要保护它了。此外，眼周肌肤是女人们最关注的问题，也是最容易老化的地方。

随着年龄的增长，28 岁之后，肌肤对于外界环境的抵抗能力逐渐减弱，皮肤弹性纤维开始迟缓、细胞活动减少，使得皮肤缺乏水分、弹性和光泽，而眼部肌肤最为脆弱，受到的影响和改变最明显。根据自身眼部的肌肤问题，选择适宜的眼部护理方法，可以改善眼周肌肤衰老问题。

引起眼部肌肤问题的外在因素：不良生活习惯，经常加班熬夜对着电脑的人，眼部容易疲劳造成血液易堵塞、循环较慢，从而形成色素沉淀（黑眼圈），再加上平日不注重眼部保养，受环境影响，肌肤长期处在干燥缺水的状态，导致干纹、细纹的产生。

引起眼部肌肤问题的自身因素：眼部是面部肌肤最薄弱的部位，表层厚度仅有 0.5 毫米，所以它非常脆弱。我们每天平均眨眼约 1 万次，持续不断的拉紧闭合动作，会令眼部皮肤更易松弛。随着年龄的增长，皮肤新陈代谢速度减缓，真皮层缺乏纤维及胶原蛋白，降低肌肤弹性，眼皮由于缺乏骨胶原对表皮的支撑而产生皱纹。眼部周围肌肤是最容易衰老的部位，因此我们要时刻做好眼部护理以及保养。

本书通过介绍眼睛的构造，解秘眼睛与经络穴位、五脏六腑和气血的关系，帮助读者用按摩穴位和饮食调理的方法，预防和治疗各种常见的眼部疾病，同时附上简单实用的小窍门、小偏方，教你做好眼部保健，时刻拥有一双明亮、健康的眼睛。

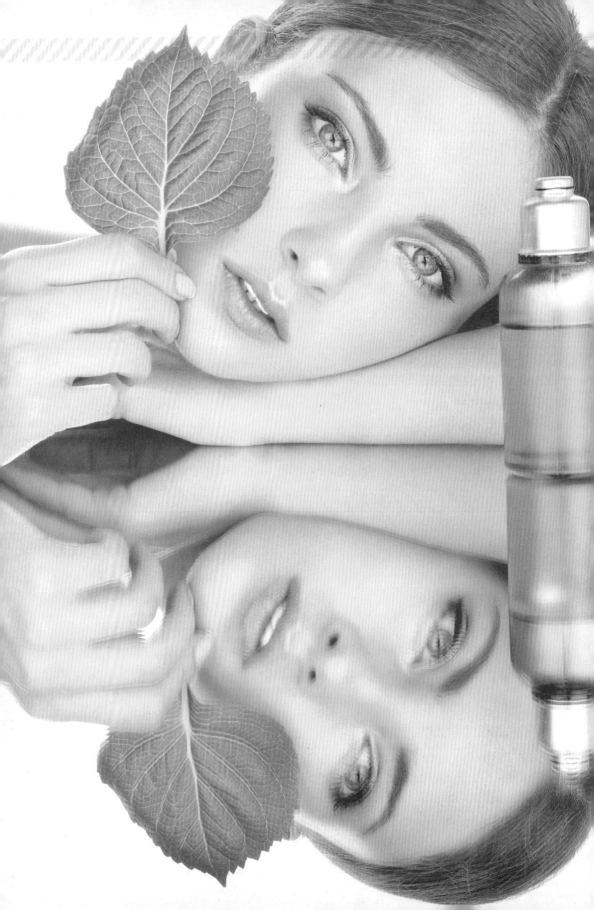

CONTENTS 目录

第 1 章 养眼，就是养精神

002   眼睛为什么能看见东西？

003   读懂眼睛发出的"求救信号"

004   肝开窍于目，脾升清养目

006   中医辨证看眼病

008   眼睛是人体最宝贵的"窗户"

010   眼睛不可或缺的 9 大营养素

012   保护好眼周肌肤，打造完美双眸

013   关于近视眼，你知多少？

014   频繁远眺，提升视力

015   想保护眼睛，请不要熬夜！

016   别以为"眼睛疲劳睡一觉就好"

017   释放压力，三招解救你的眼睛

018   勿烟酒！别给大脑、神经、肝脏添堵

019   笑一笑！笑眼弯弯快乐又健康

020   老年人视力突然变"好"，可能是白内障加重

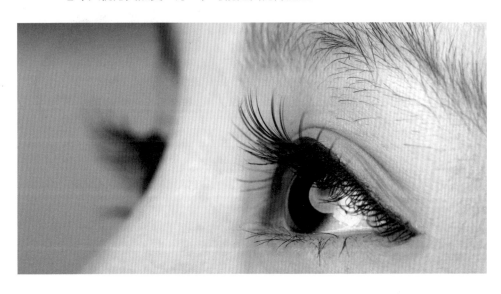

第 2 章 动动手指 "电眼" 美女无烦恼

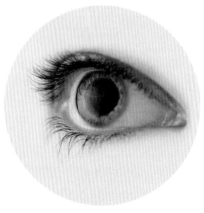

022　轻松按摩，远离黑眼圈

024　祛眼袋，年轻 10 岁不是梦

026　消除眼睛浮肿，你也可以做美人

028　弹走鱼尾纹，让皮肤更加紧致

030　轻松告别眼角下垂

032　赶走细纹，让双眼炯炯有神

034　如何祛除眼部细纹？

第 3 章 日常眼部护理，你做对了吗？

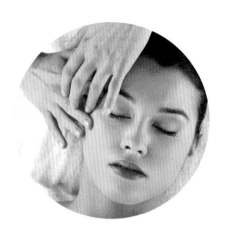

036　上班族祛眼袋，眼部护理有技巧

037　眼睛上的踢踏舞，恢复视力又美容

038　手指晃动面部和头颈，眼睛肌肤齐焕彩

039　六步搓眼周，消除眼疲劳、黑眼圈和小皱纹

040　口鼻并用呼吸法，视力恢复事半功倍

041　"想象"能放松大脑，视野变清晰

042　眼部衰老的原因及预防小妙招

043　眼部护理 5 大误区

044　女人不同年龄段的保养方法

046　怎样解决眼部的干纹？

048　保养眼部，试试自制保湿眼膜

050　眼周脂肪粒，轻松祛除有妙招

051　你知道吗？眼睛也需要防晒

052　按摩双眼，舒缓眼部疲劳

053　眼部祛皱的 4 大妙招

054　黑眼圈，从改善"色、形、纹"开始

056　当心！日常的坏习惯最伤眼

058　眼部除皱手术是否安全呢？

059　眼部皮肤过敏怎么办？

060　眼睛肿了，这些消肿方法见效快

062　一条毛巾帮你告别"熊猫眼"

第4章 启动身体自愈力，"近视"一扫而光

064　近视眼是怎样形成的？

065　伤害现代人眼睛的罪魁祸首：蓝光

066　近视眼有哪些症状？

067　近视的初期有哪些表现？

068　近视眼有没有遗传性？

069　预防近视，从少年学生开始

070　4 种类型的近视眼如何辨别？

072　关注孩子视力，尽早发现弱视幼儿

073　近视父母怎样预防宝宝近视

074　关于视力问题，专家来解答

078　护眼产品改善近视，值得信赖吗？

079　远离近视，注意 4 大细节

080　"触屏族"引发近视高发率

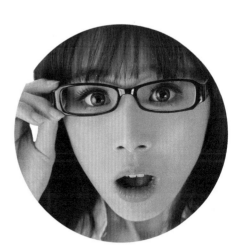

第5章 平衡膳食，吃出健康亮眼

082　**黑眼圈**

083　枸杞猪肝汤

083　当归鸡汤粥

084　**眼袋**

085　卷心菜牛肉汤

085　胡萝卜海带排骨汤

086　**眼睛浮肿**

087　白术陈皮猪肚汤

087　竹笋银耳汤

088　**鱼尾纹**

089　鸡骨汤

089　葡萄汁

090　**细纹**

091　淮杞玉竹牛肉汤

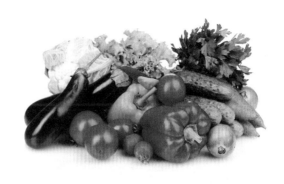

091　菊花茶

092　近视

093　猪肝羹

093　枸杞肉丝

094　青菜蒸豆腐

094　奶香口蘑烧花菜

095　斜视

096　奶酪蘑菇粥

096　胡萝卜炒口蘑

097　白菜炖豆腐

097　西瓜翠衣炒鸡蛋

098　弱视

099　虾米冬瓜汤

099　菊花胡萝卜汤

100　沙眼

101　芹菜白萝卜汁

101　板栗煨白菜

102　干眼症

103　红枣煮鸡肝

103　花菜菠萝稀粥

104　夜盲症

105　鲜奶玉米汁

105　菠菜圣女果汁

106　红眼病

107　哈密瓜南瓜稀粥

107　牛奶蛋黄粥

108　麦粒肿

109　鸭胗炒上海青

109　胡萝卜糊

110　白内障

111　西红柿柚子汁

111　石斛银耳猪肝汤

112　青光眼

113　糙米胡萝卜糕

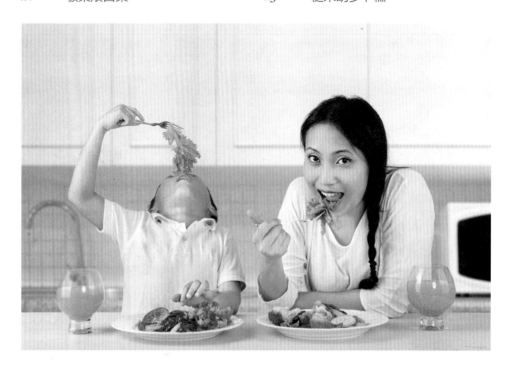

113　玉米豆浆

114　老花眼

115　黑豆核桃蜂蜜奶

115　冬菇玉米排骨汤

116　角膜炎

117　紫薯粥

117　上海青麦芽豆饮

118　视神经炎

119　芹菜苹果汁

119　冬瓜黄豆排骨汤

120　视网膜脱离

121　胡萝卜炒蛋

121　桑叶猪肝汤

122　甲状腺眼病

123　胡萝卜豆浆

123　白菜炒菌菇

124　老年性黄斑变性

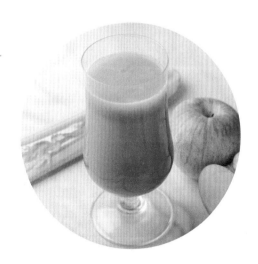

第 **6** 章　零基础学中医护眼方法

126　望目诊断：眼睛是人体健康的窗口

126　眼睛发黄

128　眼睛发红

130　瞳孔散大

132　上眼睑下垂

134　眼睑跳动

136　眼睑肿胀

138　迎风流泪

140　中医对近视的认识与治疗

140　中医对近视的认识

141　中医治疗近视的六种传统手法

144　中医养生：4 种中药清肝明目

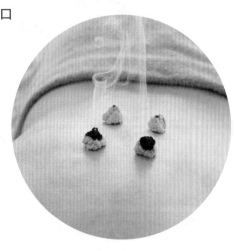

146　中医治疗"近视眼"的秘方

147　近视的推拿疗法

148　近视的针刺疗法

149　近视的耳针疗法与耳穴贴

150　**按摩 12 大穴位，缓解眼疲劳**

150　太阳穴——缓解头目不适

151　头维穴——醒脑明目的要穴

152　风池穴——头目风池主

153　印堂穴——还你明亮双眸

154　丝竹空穴——明目止痛按此穴

155　睛明穴——防治眼疾特效穴

156　鱼腰穴——眼睛干涩即可缓解

157　四白穴——提高眼睛机能

158　光明穴——治疗老花眼的要穴

159　翳明穴——治疗近视的经验效穴

160　足临泣穴——治疗目赤肿痛

161　养老穴——摆脱花眼之苦，还抗衰老

162　**中医疗法治疗"眼疾"**

162　急性结膜炎（红眼病）

164　沙眼

166　青光眼

168　白内障

170　老花眼

172　远视眼

174　夜盲症

176　眼睑下垂

178　**中医美容，眼周肌肤零烦恼**

178　学会 8 种养目方法

180　补充 3 大营养素

181　眼睑浮肿刮痧疗法

182　黑眼圈刮痧疗法

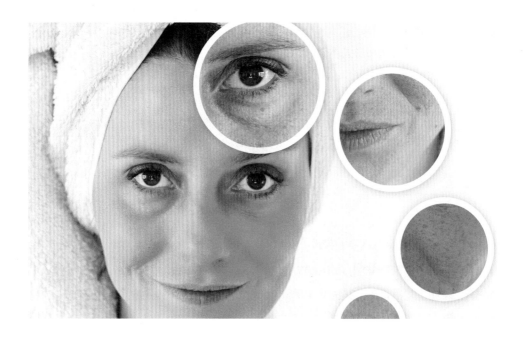

第 **1** 章

养眼，就是养精神

都说眼睛是心灵的窗户，任谁都想要一双明亮的双眸。眼睛与脾胃等内脏器官都有内在的关联，治疗眼疾也要调理好身体的各个方面。大多数人认为眼睛疲劳的原因来自用眼过度，其实真正的原因是供氧不足，即血液循环障碍。养眼，其实就是养精神，精神足了，人才能看起来有活力。

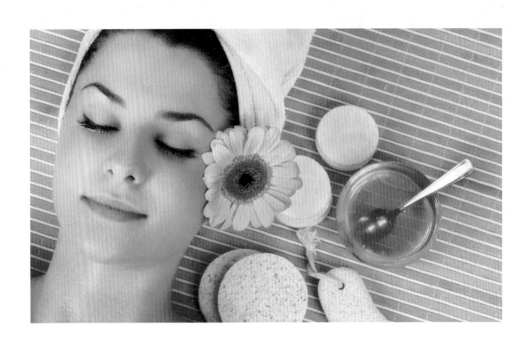

眼睛为什么能看见东西？

眼睛之所以能看见东西，是由于物体所发出的光线经角膜、晶状体的球面弯曲（相当于照相机镜头的凸透镜的屈光作用）形成一倒影投射在视网膜上，由视网膜的神经装置接受后传送到大脑而形成视觉。这种倒像的感觉在大脑中得到纠正，使我们的感觉并不是倒转的形象，而是一个与实际一致的正确形象。

视网膜的感光细胞有两类：一类是圆锥细胞，集中在视网膜的中央部分；一类是杆状细胞，分布在视网膜的周围部分。光线照射在视网膜上的时候，感光细胞就会发生化学变化，形成神经冲动，传导到神经细胞，然后经视神经传入大脑。

杆状细胞和圆锥细胞有着不同的作用。杆状细胞对光线的明暗程度感受力较强，在黄昏或晚上光线暗淡的情况下，它的作用更能发挥，但缺乏精确细致的辨认能力和辨色能力，只能分辨物体的粗略轮廓。圆锥细胞恰恰相反，在白天光线明亮的环境下，它能识别微小精细的目标，并能鉴别自然界的各种颜色。

杆状细胞的功能与维生素 A 有密切关系，如果因为缺乏维生素 A 而产生夜盲症，就会在光线充足的时候视力正常，而在光线较暗的时候看不清楚。

读懂眼睛发出的"求救信号"

就像身体在得重病之前都会发出信号一样，你的眼睛也会通过不寻常的反应告诉你要注意用眼，避免眼睛亮起红灯。让我们一起来看看，眼睛会发出哪些"求救信号"。

■ 眼睛充血

眼结膜上布满了毛细血管，一旦血管破裂，就会有充血现象。眼科专家提醒，通常结膜出血没有明显原因，但如果患有严重高血压或血小板缺乏等疾病时，结膜也会充血。

■ 眼球变黄

肝炎和肝硬化等肝功能异常都会引起胆红素积聚，导致巩膜变黄。胆红素是血红蛋白的代谢产物，功能不正常时，胆红素无法正常排出，就会在体内聚积。

■ 瞳孔异常

正常情况下，左右瞳孔应该是对称的。如果瞳孔一大一小或者一侧收缩的速度较慢、幅度较小，就可能是中风、脑肿瘤、视神经肿瘤等疾病的前期症状。

■ 眼睑下垂

随着年龄增长，多数人会眼睑下垂。但美国加利福尼亚大学眼科临床副教授安德鲁指出，这也可能是脑部肿瘤或者重症肌无力的信号。

■ 眼睛凸出

甲亢时甲状腺激素水平异常，会使得眼部周围组织肿胀，眼睛像凸出来一样。

■ 角膜环

这可能是威尔逊氏病的病症。

■ 眼部血管斑

患有动脉粥样硬化的患者，一旦在视网膜毛细血管里发现细小的黄色斑块，则说明动脉粥样硬化已经很严重了。

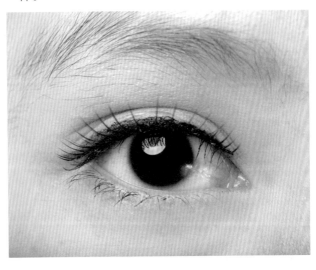

肝开窍于目，脾升清养目

眼，即眼睛，古称目、精明、命门，是"视万物、别白黑、审短长"的重要器官，也是中医临床望诊、察神的重要部位。两目炯炯，双眸黑亮，正是精充气足神旺的象征；目光呆滞，珠转不润，则是精亏、气弱、神衰的表现。眼能传神，平送秋波，用来形容恋人之间的深情传递；慈眉善眼，多用来描绘心地善良者的眼部形神；贼眉鼠眼，则多用来代指心怀鬼胎者的特殊眼貌。

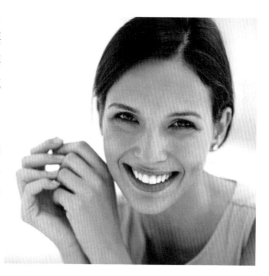

■ 眼的主要生理功能是视觉与传神

A 主司视觉

眼具有视万物、辨形状、别颜色的重要功能。《黄帝内经》指出眼的视觉功能正常，主要有赖于肝的气血濡养，即所谓"肝和则目能辨五色矣"。清代医学著作《医宗金鉴》直言眼为视觉器官："目者，司视之窍也。"目盲，则目视万物的功能就不能发挥。

B 传递心神

眼可传神，眼睛是心灵的窗户。清代养生专著《寿世传真》指出："目乃神窍。"因此，望眼神是中医临床望诊中推测神之旺衰、有无、真假的重要内容之一。眼睛活动灵敏，精彩内含，谓之"有神"；眼无精彩，目暗睛迷，谓之"无神"；若病人原本精涸、气弱、神衰，而目光突然出现转亮，谓之"假神"，乃"回光返照"之危象。

■ 眼睛与脏腑有着密切关系

A 肝开窍于目

眼的视觉功能，虽与五脏六腑之精气充养目系有关，但主要依赖肝所藏之血的濡养。《黄帝内经》有"肝受血而能视"之说。明代眼科专著《审视瑶函》更明确地指出："夫目之有血，为养目之源，充和则有生发长养之功不病。少有亏滞，目病生矣。五脏六腑精华，皆从肝胆发源，内有脉道孔窍，上通于目为光明。肝气升运目，轻清之血，乃滋目经络之血也。"

B 心之使为目

心主行血。心气的推动是血液运行的原动力。眼睛发挥其视万物的作用，主要有赖于心主行血和肝主藏血的濡养。心气旺盛，则心血充足，目得血之濡养，而维持正常的视觉功能。

心主神志。人的精神意识、思维活动等均由心神所主，且可反映于眼睛，故《黄帝内经》有"目者心之使也，心者神之舍也"的说法。

C 脾升清养目

脾主运化，主升清。脾通过其运化、升清作用，将精微物质升运于目，使目发挥其精明视物的作用。若脾虚，不能将清阳之气升运于目，目失濡养，可致视物昏花，青盲夜盲；若眼睑失养，则可见眼睑垂闭，抬举无力。此外，脾主统血。目中血液的运行也与脾的统摄作用密不可分。脾统摄血液功能正常，则目中血液运行正常，不致外溢。

D 肾藏精养目

眼，成之于精，亦用之于精。肾精的盛衰关系到人体的生长壮老已，同样关系到眼的形成、发育与衰退。《黄帝内经》注意到："年五十，体重，耳目不聪明矣。"人至五旬以后，渐趋耳不聪目不明，正是与肾中精气渐衰有关。

中医辨证看眼病

中医讲："肝藏血，主筋，开窍于目。"眼睛的位置在全身至高之处，只有气血充足的人，眼睛才能神采奕奕。如果他目光炯炯地盯着你，说明他有健康的肝。除了肝引起的"眼"部病变，还有其他种种因素影响着眼睛的健康。引起其病变的病因病机是多方面的，其中以风热外侵、疫气犯目、肝火上攻、肝血不足、脾虚气陷、肾精亏虚等为主。

■ 风热外侵

外感风热之邪，侵犯耳目，多见急性白睛红赤，痒痛兼作，多泪。若风热犯目，兼肝火内盛，内外交攻，则黑睛聚生翳障，状若聚星，伴有疼痛，畏光流泪等症。

● 疏风清热明目，可用银翘散、桑菊饮等加减。野菊花、密蒙花、青葙子、决明子等适量泡茶代饮，也有一定的预防和治疗作用。

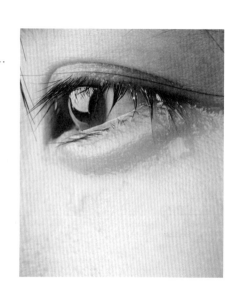

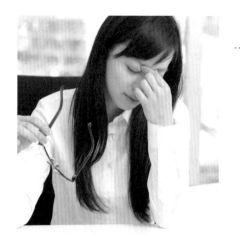

■ 疫气犯目

外感疫疠之气，侵犯头目，多起病急骤，每由一目迅速传为二目俱病，多见患眼白睛红赤，或白睛溢血成点成片，重者可侵犯黑睛，使黑睛星翳簇生。疫气传染性强，易引起流行。

● 清热解毒、泻火凉血。此病属于流行性传染病，尤其注意隔离，防止传染。

■ 肝火上攻

　　肝脉上行系目系，肝经气郁化火，气火升动，可上攻眼目。多见黑睛周围抱轮红赤，黑睛上星翳点点；或见眼珠胀痛，视力骤降，伴头痛如劈，恶心呕吐，瞳孔散大，瞳内呈绿色的"绿风内障"。严重者，可发生暴盲。

　　●凡肝火上攻而致目疾者，多伴见面红、易怒等症。治疗可用龙胆泻肝汤加减。

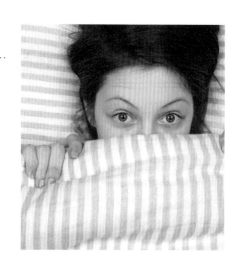

■ 肝血不足

　　肝为藏血之脏而开窍于目。肝阴血不足，不能上荣于目，则可出现视力减退，两目昏花，或为夜盲；若肝肾阴虚，不能上滋于目，目失所养，临床可见两目干涩，视物模糊，重则晶体浑浊，发为云翳内障。

　　● 治疗可滋阴补肝肾，用杞菊地黄丸等。

■ 脾虚气陷

　　脾为气血生化之源。脾虚，水谷精微化生不足，清阳不升，水谷精气不得上荣于目。多表现为眼睑下垂，无力抬举。亦表现为视物昏花，目眩，易于疲劳，不耐久视等症。

　　● 患者也可表现为冷泪常流。治疗可用人参健脾丸、补中益气丸等。

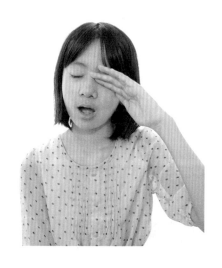

眼睛是人体最宝贵的"窗户"

■ 眼睛是肝脏的"门户"

　　肝脏除了要分解、储存小肠吸收的养分外，还具备维持生命所必需的机能，如负责胆汁的生成与分泌以及解毒排泄等。因此，在平常生活中，肝脏也是很容易出现问题的器官。从我们常听到的一个词"心肝"就可看出，心脏与肝脏都是非常重要的器官，是支援其他一切器官运作、维持生命活动的根本。也就是说，若肺和胃这些器官变得虚弱，肝脏为支援这些器官，就必须得超额运作。于是，与肝脏紧密相连的眼睛也会随之衰弱，出现问题。打个比方，肝脏就像房子的地基。建在地基上的柱子、墙壁、房顶若受损歪斜了，地基的负担就会加重。而地基不稳，甚至是倾斜后，看似与地基毫无关联的窗户也会随之歪斜，导致关不上。也就是说，若肝脏出问题，眼睛也会出现异常。

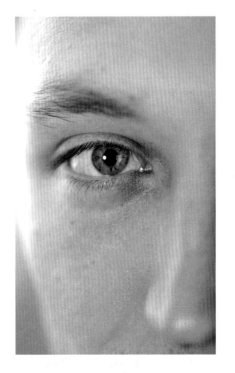

■ 眼睛是人体运动次数最多的器官

　　我们眼睛周围的肌肉一天要活动 10 万次以上。大家来想一下，除眼睛之外，还有一天重复运动 10 万次以上的身体器官吗？即便得了感冒频繁地吸鼻子，一天最多也不过动数十次。哪怕是走路，虽然有很多人以"一天走 1 万步"为目标，但真正能达到的人却是少之又少。身体里一天活动 10 万次的器官除眼睛外，就只有心脏了。眼睛疲劳其实就是眼睛周围的肌肉疲劳，因为眼睛一直在不停息地运动，所以容易出现疲劳。我们若不注意这一点，眼睛很容易就会发生问题。

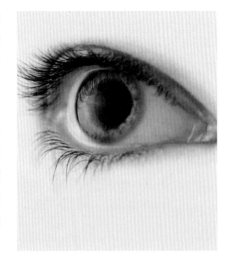

■ 眼泪与眼睛"相濡以沫"

当今社会，在办公楼内上班的人多了起来，干眼症患者也随之变多。干眼症并不单纯会使眼睛变得干燥，它还是告知我们生命有危险的信号。它与单纯的皮肤水分不足有所不同。原本，人类感觉舒适的湿度平均为 40% ~ 60%。可如今的高层建筑通常都关着窗、24 小时开着中央空调。若让在里面工作的人看一下湿度计，就会发现其湿度数值只会有 12% ~ 16%。你的办公室如果也在关着窗、由空调管理温度的大楼内，那么办公室内的湿度最多只会有 16%。这就仿佛将人丢进干燥机中长时间工作，眼睛自然会变得干巴巴。在如此严酷的环境中，身体为保护重要的眼睛，会一直不停地分泌眼泪。长此以往，泪腺终会耗尽力气，然后就出现干眼症。这可以说是事关性命的严重症状。为什么这么说？位于眼球最外层的是眼角膜，但眼角膜不会直接与空气接触。泪水会将眼角膜包裹住，以防止灰尘细屑进入眼睛。要知道，即便只是一颗细小的灰尘进入眼睛，眼睛也会感觉刺痛，睁不开，从而让人无法集中精神。若在狩猎的原始时代，得了干眼症，就意味着随时有可能被危险的动物盯上，性命朝不保夕。

在现代，严重的干眼症自然就意味着不能再用电脑进行工作，从而导致失业。这样的例子在现实中时有出现，可以说干眼症会让人的生活陷入危机当中。更为重要的是，若没有眼泪，氧和营养也会输送不到眼睛。

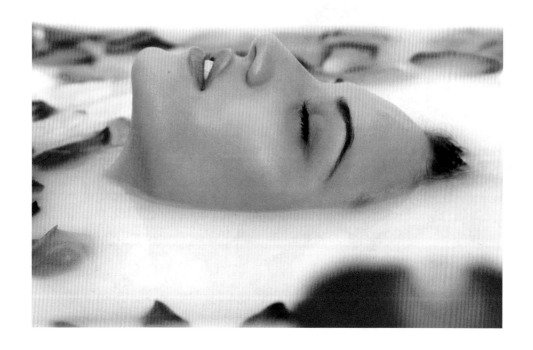

眼睛不可或缺的 9 大营养素

想保护好眼睛，还要讲求科学饮食，除蛋白质、脂肪、碳水化合物 3 大营养素外，维生素、矿物质也是人体必须摄取的营养素。那么，哪些营养素是眼睛不可或缺的呢？

■ 锌——预防黄斑病变

有研究发现，锌的缺乏与黄斑部病变有密切的关系。如果缺锌，会导致视力下降，弱光下视物不清。

含锌丰富的食物：贝类和软体类海鲜，如虾、扇贝、三文鱼等，以及黑芝麻、榛子、核桃等干果类食物等。

■ B 族维生素——保护眼角膜

B 族维生素具有保护眼角膜的作用，缺乏 B 族维生素的时候会发生眼部的神经病变，出现视力模糊、遇风流泪、怕光甚至眼部炎症等问题。

富含 B 族维生素的食物：谷物、绿叶蔬菜、牛乳和鱼类，如鳗鱼、牛肝、鸡肝、香菇、小麦胚芽、小米、糙米、鸡蛋、奶酪等。

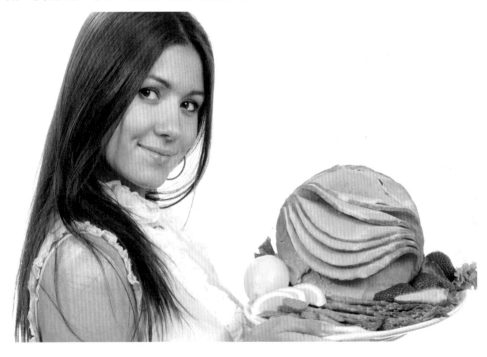

■ 叶黄素及玉米黄素——阻挡有害光

玉米黄素和叶黄素存在于眼睛的视网膜中，且两者存在的量相当，它们能挡掉伤害眼睛的蓝光，使视网膜黄斑部免受伤害。此外，增加玉米黄素与叶黄素的摄取，能减少白内障的发生。

富含叶黄素的食物： 菠菜、花椰菜、洋葱、红苋菜、芦笋、油菜等。

富含玉米黄素的食物： 玉米、南瓜、橙子、菠菜、芥蓝等。

■ DHA——让视觉更敏锐

眼球中的视网膜和视神经含有丰富的 DHA，然而，我们人体无法自行合成这种脂肪酸。适当补充 DHA 会让视觉更敏锐，让视力更清晰。此外，DHA 也是脑部神经元的重要组成成分。

富含 DHA 的食物： 深海鱼，如鲑鱼、三文鱼、亚麻籽、紫苏籽、藻类等。

■ 维生素 A 和 β－胡萝卜素——预防眼干燥、夜盲症

维生素 A 又被称为抗眼干燥症因子或视黄醇，是最早被发现的维生素。维生素 A 分两种，一种是维生素 A 醇，是最初的维生素 A 形态，只存在于动物性食物中；另一种是 β－胡萝卜素，在进入人体之后会转化为维生素 A。维生素 A 有助于调整感光机能，可以防治视力减退、夜盲症、干眼症、白内障等多种眼病。

富含维生素 A 的食物： 动物肝脏、禽蛋黄、鱼类、海鲜类、奶类均富含维生素 A。

富含 β－胡萝卜素的食物： 黄色水果和黄、绿色蔬菜，如柑桔、橙子、胡萝卜、南瓜、油菜等。

■ 维生素 E——延缓眼睛衰老

维生素 E 具有很强的抗氧化性，它能减少眼球中的自由基，延缓眼睛老化。

富含维生素 E 的食物： 花生油、玉米油、橄榄油、芝麻油等植物、种子食用油，肉及乳制品，坚果类，绿叶蔬菜，蛋黄等均含量丰富。

■ 花青素——预防白内障

花青素可以促进眼睛视紫质的生成，稳定眼部的微血管，并增强微血管循环。此外，花青素还是一种强抗氧化剂，可以减少自由基对眼睛的伤害，有助预防白内障。

富含花青素的食物： 蓝莓、黑莓、樱桃、茄子、红石榴、紫米等。

保护好眼周肌肤，打造完美双眸

拥有一双年轻、美丽的眼睛是每个人都向往的。然而，眼睛却是面部最容易衰老的部位。怎样保护眼睛周围的皮肤呢？

1 必须克服平时的一些不良习惯，如喜欢皱眉、眯眼、熬夜及面部表情过于丰富等。

2 适当地选用一些眼部的护肤品，如眼霜、眼部卸妆液等。对眼部皮肤进行适当的按摩。

3 双眼浮肿时，可用茶叶水或新鲜土豆片敷于眼周，对消除眼睛浮肿有一定的功效。

4 小细纹、鱼尾纹、眼袋、黑眼圈、眼睛浮肿是眼部肌肤最容易出现的问题，这些问题的产生有时是因缺水或循环不良造成水分囤积，或是常在计算机前打字、戴隐形眼镜增加了眼部疲劳，使眼部老化。这种情况除了靠保养品改善外，生活习惯的配合也是十分重要的。

5 要多喝水，经常食用一些胶质性物质，如猪蹄、鸡爪等，以保持皮肤的滋润。

6 眼部皮肤不能进行磨砂，以免砂粒损伤柔软的皮肤，使之更容易衰老。也可以用胡萝卜汁加一些橄榄油涂敷眼周和眼角皱纹处，或于睡前在上述部位敷以维生素 E 油剂，以增强皮肤的抗衰力，减少或减轻皱纹的形成与加深。

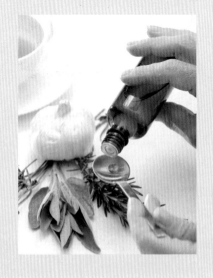

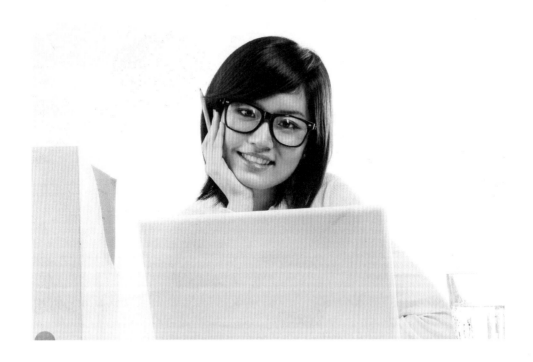

关于近视眼，你知多少？

当5米以外的平行光线，在眼不用调节的情况下进入眼球后，正好聚集于视网膜上，这种眼称为正视眼，聚集于视网膜前方或后方，称为非正视眼，也叫屈光不正，远视眼、近视眼、散光眼等统称为屈光不正。眼在不用调节时，平行光线入眼后，经过屈折、成像在视网膜前面，光线在视网膜上不能形成清晰的图像，而是形成一模糊的光圈，故不能看清远方的目标，这种眼称为近视眼。那么你是如何患的近视眼呢？在研究近视眼形成原因时，先天遗传因素及后天环境因素是最主要的原因。

遗传因素。眼的屈光状态形成中，遗传起着重要作用，通过对家族、种族调查和双生子的研究，发现近视与遗传因素有着密切的关系，国内外大量调查证实，近视眼有一定的家族聚集性。

环境因素。一个人从胚胎发育到出生后生长都存在一系列的环境因素可能影响近视眼的发生与进展，其中包括近眼距离工作、体质、营养以及疾病等因素。多年来通过大众流行病学调查以及动物实验，证实近视眼的发生与近距离作业有着密切关系，如青少年从入学起，直到升入大学，近视呈直线上升。

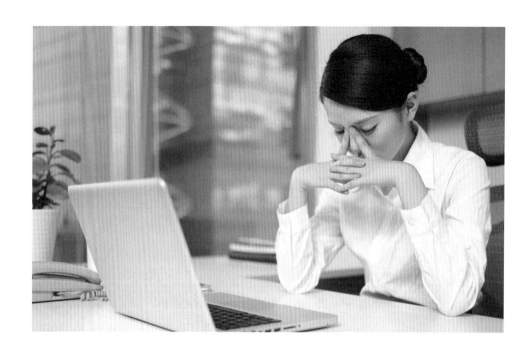

 ## 频繁远眺，提升视力

你在日常生活中有经常远眺的习惯吗？我所说的"远"是指 20 ～ 30 米开外的地方，大概就是两根电线杆之间的距离。放到高层公寓上来说，就是从地面到 10 楼的距离。

我们在做家务时，视线所及之处最多也就手边的范围；工作和学习时视野的范围也就一张书桌大小；就连娱乐时，眼睛离电视、游戏机的距离也只有 1 ～ 2 米。这些大概就是我们眼睛平时所看的范围了吧。以前，电视节目上曾有个艺人做过 1 个实验：住到非洲，视力就会恢复。那位艺人的近视程度严重到摘下眼镜连路都走不了，但他在视野开阔的地方生活了 2 个月之后，视力就恢复到不再需要戴眼镜了。不过，这故事还有个后续。艺人回到日本过上普通生活后，2 周时间内视力又落回到原本的水平！视力会因生活环境不同，而发生巨大的变化。

因此，希望大家能养成频繁远眺的习惯，可以的话最好每 10 分钟远眺一次。从窗户望出去，看一下停在电线上的鸟，或稍远处的行道树（种植在道路两侧及分车带的树木）。太阳下山之后，可以抬头仰望月亮……养成远眺的习惯后，眼睛和大脑都能得到放松，有百利而无一害。

想保护眼睛，请不要熬夜！

　　自古以来，人们过的都是日出而作、日落而息的生活。可如今的社会却是 24 小时不停息，在晚上照常营业的店铺多了起来，甚至有些人过上了日夜颠倒的生活。但身体机能是无法突然改变的，人体内促进修复身体的成长激素依旧只会在晚上睡觉时分泌，身心的疲劳只有在睡觉时才会得到恢复。早上若不出去晒晒太阳，自律神经也会出现紊乱。睡眠最重要的不是睡多长时间，而是入睡（就寝）的时间，即便同样是睡 7 个小时，从晚上 10 点开始睡和从半夜 2 点开始睡，效果是完全不一样的。而我希望大家遵守的就寝时间是晚上 12 点之前，因为，一到凌晨 3 点，睡眠就会逐渐变浅，只在深度睡眠时才会更多地分泌生长激素，过了时间，分泌效率就会变低。若以为成年人不需要什么生长激素，那就大错特错了，生长激素能促进人体修复脆弱的部分，也是抗衰老不可或缺的激素。若前一天晚上睡眠不足，第二天人的皮肤会很不好，这是生长激素分泌不足、没法彻底进行修复的缘故。高质量的睡眠有助于调整自律神经，促进生长激素分泌，恢复精神，是眼睛健康不可或缺的因素。

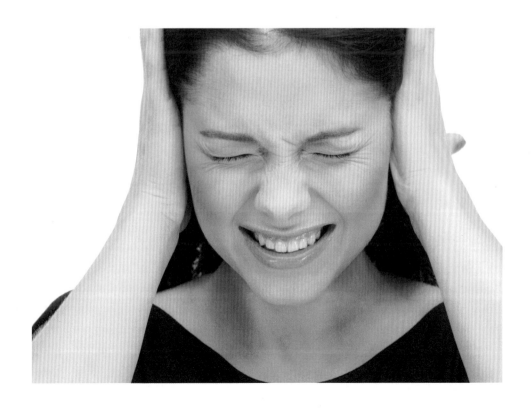

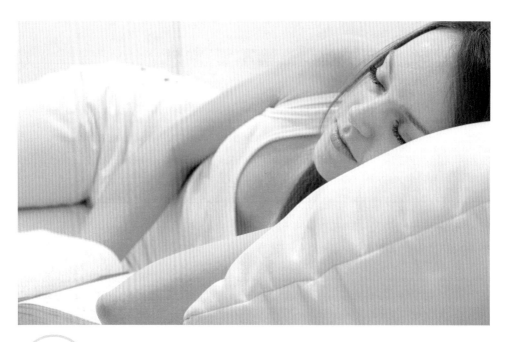

 ## 别以为"眼睛疲劳睡一觉就好"

很多人都有过这样的经历：眼睛疲劳时会感觉眼睛里面疼得厉害，甚至会睁不开眼。人通过眼、耳、口、鼻、皮肤等五官来接收外界的各种信息。值得注意的是，人们接收到的所有信息中，约有八成信息都是通过眼睛得到的。没错，一年365天，我们天天都在使用手机、游戏机和电脑，这就导致用眼过度。在我们的日常生活中这种情况非常普遍，所以眼睛疲劳可以说是不可避免的事。几乎所有的人都轻率地认为，眼睛累了只要睡一觉就会好。所以，他们从不重视眼睛疲劳这一问题。但是，我们千万不要小看眼睛疲劳。眼睛疲劳确实不是病，但是一旦疲劳积攒的话，视神经和睫状体因为根本就没机会恢复，所以只会一味地虚弱下去，结果就导致眼睛出现了问题。而且，眼睛出现疲劳，就无法顺利地给大脑传递信息，集中力和认知能力也会因此下降。眼睛疲劳甚至还会引起头疼、肩膀酸痛、脖子酸痛、恶心干呕等不适症状。更进一步来说，眼睛的疲劳若不解除，人体的自愈力就会变弱，免疫力也会随之降低。在这种状态下，人就会很容易得感冒或发生过敏，也容易患生活方式病。人体的口鼻、脖子、肩膀等全身部位都会出现疲劳，但对于味觉和听觉等感官的疲劳度我们却很难明确感知。只有眼睛的疲劳度可以通过"看文字的清晰度""视力"等数值来推测，所以我们可以很容易地察觉出眼睛的异常。身体的不适本就容易表现在眼睛上，若眼睛感觉疲劳，就意味着全身都处于疲劳的状态中。希望大家对此不要掉以轻心，此时应重新审视自己的生活。

释放压力，三招解救你的眼睛

精神压力过大会让胃肠硬化，血液循环变差，还会扰乱自律神经的平衡，给眼睛带来不良影响。因此，如何消除压力就显得尤为重要。

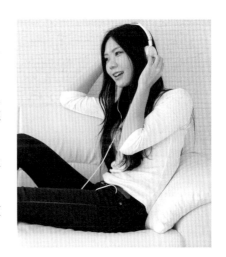

沉浸于兴趣中有助于消除精神压力，哪怕只有一小会儿，埋头做某事也能将压力的源头彻底排出大脑，转换心情，这能拯救你的眼睛。另外，实验表明，流眼泪能明显消除紧张、不安等消极情绪。

不妨试试下面三个方法，可以帮你快速释放压力。

■ 捂眼

先闭紧双眼数到 8，再眼部放松休息着数到 8，多次重复进行。然后睁大眼睛，保持 8 秒钟，重复 3 次。闭上眼睛，手掌半握扣在眼睛上，要当心不要碰到眼球，通过想象黑暗来放松眼睛。

■ 让眼睛转转圈

身体坐直，眼睛平视前方，保持头部不动。右臂向右侧完全伸直，抬至肩膀高度，保持手臂绷直并完全伸展，朝头中部呈弧形移动，同时摆动食指，两眼跟着食指运动，让眼球先滚动到最右边，再向上到眼窝最上方，然后到最左边，再到眼窝的底部。眼球在每一位置停留一秒钟，开始时做 6 次，逐渐增加到 10 ～ 12 次。然后用左手重复动作，让眼球沿相反的方向滚动。转动次数多的时候，眼睛容易有些酸，但是睁开眼之后你会有很清晰的感觉。

■ 眼睛直视

身体坐直，保持头部不动，右臂向前尽力伸展，手心向上，食指伸出并向上直立，然后运动小臂用手指指向鼻子，两眼跟着手臂和手指运动，在食指接触到鼻子的过程中，眼睛要一直盯住食指。然后手臂和手指回到开始位置，眼睛跟着恢复原位。开始时每天做 6 次，逐渐增加到每天 10 ～ 12 次。

勿烟酒！别给大脑、神经、肝脏添堵

吸烟饮酒这2项行为不仅会造成新的压力，还会使身体的抗压能力减弱。所以这2项行为都对眼睛很不好。

吸烟会引发尼古丁依赖症，大脑得不到尼古丁就没法正常工作。患上尼古丁依赖症后，刚吸完烟1小时，大脑就会大喊："再给我尼古丁！"直到再吸烟之前，你都必须与大脑的焦躁情绪斗争。尼古丁还会刺激交感神经，让全身血液循环恶化，烟草中还包含着很多诱发癌症的物质。因此，我认为吸烟是有百害而无一利的。

酒，稍微喝一两杯酒确实能促进血液循环，但喝多了反而会扰乱分泌抗压力激素的器官，使身体的抗压能力减弱。喝酒最好是一杯辄止，不过，很多时候喝多少也由不得自己。酒喝得过多，会给予眼睛联系颇深的肝脏带来负担，这会

延缓眼睛疲劳的恢复速度。而且，喝酒还会破坏睡眠的规律，导致疲劳无法消除，使人精神状态不好。睡前喝酒反而让人难以入睡，使压力与疲劳无法消除，是个很不好的习惯。

即便如此，还是想喝酒吸烟的话，那就得在第二天进行相当于平时3倍量的有氧运动，以促进新陈代谢，让毒素快速排出。补充一句，每吸1根烟就会破坏25毫克的维生素C，这比吃一个柠檬摄入的维生素C量还要多。酒精代谢还需要消耗大量的维生素B_1和维生素B_3。喜欢吸烟的人要多吃富含维生素C的西红柿、西兰花、猕猴桃等食物。喜欢喝酒的人则要有意识地多吃富含维生素B_1的牛奶、花生、猪里脊肉，以及富含维生素B_3的鸡肉、蛋黄、香菇等食物。

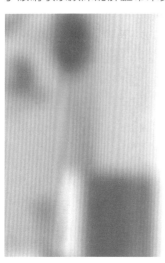

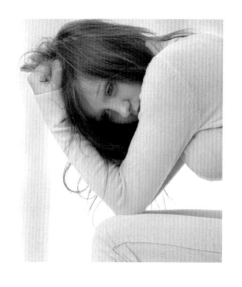

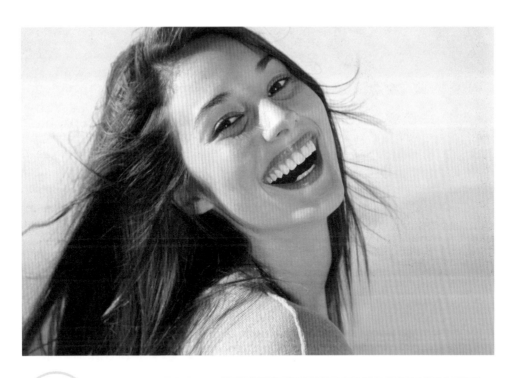

 ## 笑一笑！笑眼弯弯快乐又健康

笑对眼睛的恢复有非常好的效果，能激活副交感神经，消除压力，调整自律神经的平衡。笑还有助于锻炼横膈膜，进而强化肺的机能，提升人体吸收氧的能力；还可以激活心脏机能，增加血液中的氧。而且，人们在笑的时候，大脑还会分泌有"幸福激素"之称的多巴胺及 β - 内啡肽，使人心情愉悦。同时笑还能激活名为"NK"细胞（自然杀伤细胞）的免疫细胞，起到预防和治疗癌症的功效。

面部的表情肌与大脑有着紧密的联系，双方可以互相影响。不仅大脑会发出笑的指令，笑也会对大脑进行反馈，反过来给大脑输送"快乐"的信号，你只要稍微提一下嘴角，大脑就会误以为那是在笑，所带来的健康效果与开心大笑时差异并不太大。

当人长时间坐着一动不动地看电视，或是低着头玩手机，会导致与他人直接交流的机会减少，很容易在不知不觉中变得面无表情。试着多和同事或商店店员笑着打招呼，说一声："今天天气不错啊"，可以让眼睛和身体活跃起来，这样也能给对方带来愉悦与健康。一个人在家的时候，可以多看看小品、相声，或是喜剧，让自己尽情地欢笑。

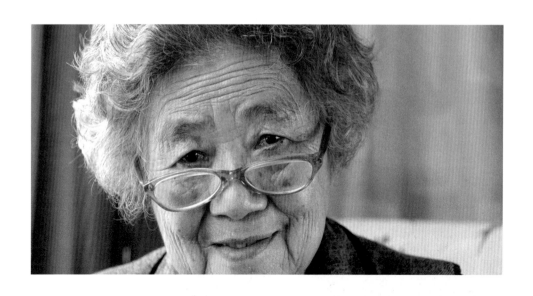

 ## 老年人视力突然变"好"，警惕白内障加重

据介绍，人过了 45 岁以后视力开始呈下降趋势，通常老年人的视力普遍低于其他年龄人群，60 岁以上的老年人每增长 10 岁，视力平均下降 0.2 左右。老年人的视力下降、老花眼的出现以及眼镜度数逐渐加深，都是视觉器官的生理病理变化，是人体新陈代谢的自然规律，人们对此已是司空见惯并习以为常了。但是，如果老年人的视力突然变"好"，主要是看近处书报时可以离开老花眼镜了，甚至连穿针引线也毫不费力了，这就可能有问题。有些老人在视力变好后一段时间，眼睛会突然发红、胀痛、视力急剧下降，到眼科一检查才知道，自己患的是膨胀期老年性白内障继发青光眼急性发作，经过医生及时治疗才免于失明。周清表示，白内障继发青光眼，是因为晶体的厚度增加，中央部分变凸，除了会造成暂时性近视之外，还会使眼睛的前房变浅。当前房变浅严重时，就会造成房角闭塞，使房水流出受阻而继发青光眼。在此提醒老年人，视力突然变"好"，要警惕是否有白内障加重的情况，并严密观察有无继发青光眼。

此外，建议对部分原先有远视性屈光不正的人，应注意检查是否患有糖尿病。当血糖升高时，房水渗透压降低，房水被动渗入晶状体内，使晶状体凸度和屈光折射力增加，由此则减轻了远视屈光度数而起到了暂时提升视力的作用。预防白内障要注意眼睛的休息，视力疲劳不可小视，眼睛长期处于紧张状态而得不到调节的话，不仅会导致视力下降，甚至会引起结膜炎、青光眼、近视眼，还容易使人过早患上白内障。

第2章

动动手指
"电眼"美女无烦恼

相信大家都知道眼部护理的重要性，有专家说，眼部护理不只是中老年人的专利，年轻人从 18 岁开始就要进行眼部护理了。俗话说：眼是人的心苗，一个人的眼睛最能体现一个人的魅力了。那么，如何才能让自己的眼睛会说话、更迷人呢？我们可以通过日常的小动作，动动手指，就可以轻松地拥有迷人的"电眼"。

轻松按摩，远离黑眼圈

黑眼圈的成因有哪些？

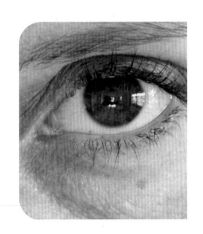

黑圆圈的成因有两种，一种是血管性，即由于血液循环不良、静脉血管扩张而形成的，一般过敏性鼻炎的人或是因睡眠不足导致代谢变差，都属于这种成因的黑眼圈；另一种为色素性，即黑色素沉淀造成的，如不当的上妆方式（刷具太粗糙）、卸妆太用力或者是经常揉眼睛，都容易造成肌肤的轻微发炎，进而形成色素沉淀。

黑眼圈也分不同种类

泛青、泛蓝的黑眼圈 较多发生于年纪较轻的人群，这类黑眼圈与眼部皮肤没有太大的关系，而是深层的血管问题所造成。成因之一是眼部皮肤本身就很薄、聚集在此的血管又多，而有些人毛细血管天生就比较明显，看上去就像有了黑眼圈，这就需要想办法收缩眼睑部位的毛细血管。更重要的成因就是熬夜、睡眠不足、眼睛疲劳、长期吸烟、体质不佳等导致眼睑处的静脉血流减缓瘀滞或是毛细血管破裂，就像跌打后的瘀青，生成黑眼圈。如果眼睑部位微循环受阻频繁发生，还会造成此处的毛细血管扩张变粗，使黑眼圈成为常态。

褐色、茶色的黑眼圈 这类黑眼圈更多和皮肤问题有关。首先是眼睑皮肤的色素沉淀。眼线、睫毛膏、眼影等彩妆如果卸妆不彻底的话，会形成皮肤组织色素渗透。长期的眼部血液循环不畅也会阻碍皮肤色素的正常代谢，形成黑眼圈。再者，眼部皮肤很薄、很娇嫩，但在做防晒或晒后护理时，却往往被忽略，而晒黑、晒伤都会加重黑眼圈。还有就是眼睑皮肤的衰老或干燥，也会在视觉上造成黑眼圈。

黑眼圈有办法根除吗？

基本上如果是因为过敏性体质所形成的黑眼圈，要先治疗鼻子的问题，除非鼻病根治，否则就无法根除黑眼圈。如果说是面部其他部位导致视觉上的黑眼圈，比方说眼袋凸起、泪沟凹陷等，那么就必须去补足那里的问题。最容易改善的是色素性的黑眼圈，由生活习惯的改变加以眼周的美白，可获得大幅度的改善。

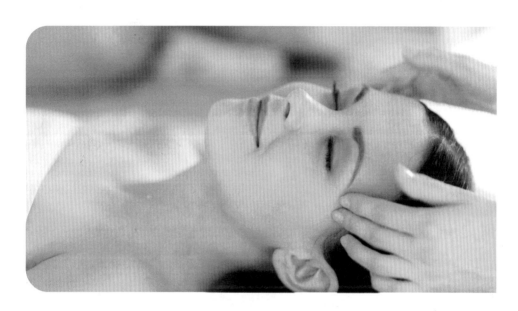

消除黑眼圈的按摩诀窍

1 由下眼部的眼眨肌（下眼袋）开始往眼尾方向以螺旋状方式按摩轻压。

2 上眼部则由眉头开始往眼尾方向，以同样方式按摩。

3 按到眼尾时，再以指腹轻按内眼角3秒左右，可以促进血液循环。

4 运用食指、无名指、中指指腹轻弹眼周100～200次。

5 绕圈由下往上按摩，可帮助血液循环，紧致，改善黑眼圈现象。

6 最后将双手搓热，似盖棉被般的盖住双眼。

祛眼袋，年轻 10 岁不是梦

眼袋的症状体征

眼袋系下睑皮肤、皮下组织、肌肉及眶膈松弛，眶后脂肪肥大、突出，形成袋状突起。眼袋常见于 40 岁左右的中老年人，不论男女均可发生，它是人体开始老化的早期表现之一。当然，随着人们物质、文化生活水平的提高和科学的发展，是有方法可以延缓眼袋的发生的。一般来讲，成年人，尤其是女性，在 25～30 岁之间就会生出眼袋，这多半是脂肪堆积的结果。晚上睡前不宜喝太多水，喝水过多，眼睛容易水肿，水液长期排泄不出去就容易形成眼袋。保证充足的睡眠也能有效改善眼袋，经常熬夜的人一般眼袋、黑眼圈都比较重。

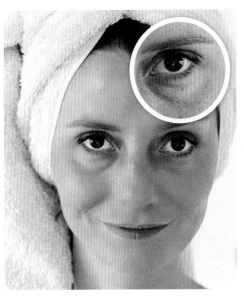

治疗眼袋的生活小窍门

■ 贴黄瓜片

我们经常在电视里看见很多人贴黄瓜片，没错了，把黄瓜片放下眼睛下的皮肤处，坚持下来可收到减轻下眼袋的美容效果，也可利用木瓜加薄荷浸在热水中制成茶，晾凉后经常涂敷在眼下皮肤上。

■ 拍打肌肤

那些油腻腻的乳脂或油类，其实也是保养的好东西，涂抹之后，用手指朝上击打颜面部位，特别要注意在眼周围软弱的皮肤上重点轻敲。

■ 注意膳食平衡

日常饮食中要注意常吃些胶体、优质蛋白、动物肝脏及番茄、土豆之类的食物，注意膳食平衡，可为此部位组织细胞的新生提供必要的营养物质，对消除下眼袋亦有裨益。

胶原蛋白祛眼袋

如果你属于松弛性眼袋。采取补充胶原蛋白是缓解眼袋的最佳方式。因为松弛性眼袋是由于皮肤松弛所造成的，所以提升皮肤紧致度是主要的改善途径。补充胶原蛋白可以紧致肌肤，对缓解眼袋具有一定的作用。目前比较理想的方式是口服胶原蛋白或采用含有胶原蛋白成分的眼膜，也可以多食富含胶原蛋白的食物，如猪蹄、鸡爪、牛蹄筋等。

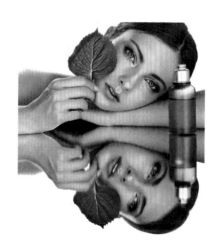

按摩消除眼袋

① 面部清洁：按摩前要先清洁面部，最好在淋浴或蒸汽喷雾后、毛孔扩张时进行按摩。

② 眼部按摩时要在眼部涂擦眼霜使皮肤保持柔润顺滑，减少摩擦。

③ **点压眼周穴位：** 用双手的食指、中指，依次对印堂穴、攒竹穴（眉头）、鱼腰穴（眉毛中间点）、阳白穴、丝竹空（眉尾）等进行按压。

④ **按摩眼轮匝肌：** 双手中指、无名指并拢叠压，绕眼部环形肌分别做倒八字推抹，沿着右眼眉头、眉梢、目外眦、目内眦推抹至左眼眉头、眉梢、目外眦、目内眦。

⑤ **轻叩眼袋部位：** 用中指指腹轻轻叩击眼袋部位1分钟。

⑥ **下肢部推拿：** 由上而下擦下肢外侧部（足阳明胃经）3~5次，叩击3~5次；由下至上擦下肢内侧部（足三阴经）3~5次，叩击3~5次。

消除眼睛浮肿，你也可以做美人

揭晓眼睛浮肿原因

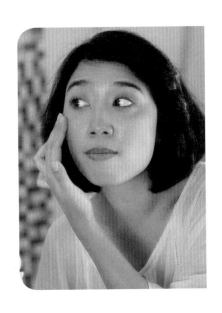

眼睛浮肿原因与饮食习惯和不良的生活作息密不可分。盐分会使水分滞留，引起淋巴循环趋于缓慢，所以长期食用高盐分或辛辣食物的人，毒素很可能无法有效排出体外，长期聚集自然会出现难看的浮肿。睡前喝太多水、睡觉姿势不当、枕头过低，睡觉时体液一直被聚集在眼部，便会因为体内水分倒流而形成眼睛浮肿。性生活时，由于高度紧张导致血管收缩，也会使眼部供血减少而加重眼睛的疲劳，造成性生活后眼周发黑和眼睑浮肿。眼睛疲劳不适，则是提醒你要节制性欲的信号。

眼睛浮肿自我按摩法

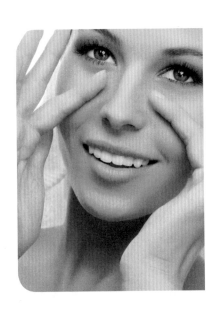

"S"形按摩上眼睑。棉棒头水平贴于上眼睑的肌肤上，沿眼睑沟，从内侧开始沿"S"形路线，略用力拉抹至太阳穴，将上眼睑多余的水分排开。

轻柔压按眼袋。棉签头向上，从内眼角沿睫毛根向外侧，边按压边拉抹，力度要轻柔均匀，一气呵成地拉抹到太阳穴，是消除眼袋的关键。

用按摩巩固消肿效果。中指、无名指分别从上眼睑内侧、下眼睑内侧，一起向后拉抹，到外眼角处并拢，经太阳穴拉抹至腮部，彻底消灭浮肿现象。

温馨小提示

早上起床时，若一只眼肿成另一只眼的 3 倍大，这可能是蚊虫叮咬或过敏反应，请就医。你的眼睑总是无法完全覆盖整个眼球，这表示可能患有甲状腺亢进疾病，请到医院诊治。如果眼睛红肿只是轻度外伤，眼球内仅少量毛细血管破裂，出血很少，一般瘀血也可自行被吸收，不久便可痊愈。如在眼上热敷，就会使眼部血管扩张，血液循环加快，造成再次出血而堵塞眼角，导致眼压增

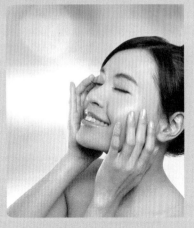

高，继发青光眼，严重者可能使患者失明。如果你的症状主要是眼睛疲倦，一般造成眼睛疲倦的原因有以下几点：一是在较暗的灯光下阅读；二是做细小的工作，令眼睛太过专注而产生疲劳；三是用不正确的方法看电视。

消除眼睛浮肿的方法

① 保证每天七八小时的充足睡眠，但不能睡过头。睡眠时垫高枕头，以避免水分集中于眼部。

② 睡前少喝水，不喝酒。晚餐吃清淡一些，因为食物中盐含量过高也会造成水肿。

③ 早晨醒来时如发现眼皮浮肿，可用黄瓜切片，放冰箱冷冻，取出时冰凉贴在眼盖上，合眼休息 10 分钟，放松心情，收效良好。

④ 用冰冻或消毒的冷水泼眼，使血管收缩，水分不再积聚，有利于消除眼皮浮肿。用浸过开水的甘菊茶晾凉后敷于眼上 10 分钟，效果显著。

弹走鱼尾纹，让皮肤更加紧致

简单了解鱼尾纹

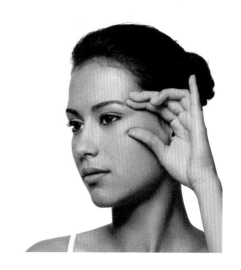

鱼尾纹的出现是人体生理衰老的表现之一，最常出现在眼角，通常以干性肌肤最容易产生。鱼尾纹是氧化纹的一种，通常发生在 30 岁以上人群，中老年女性更为明显。皱纹、鱼尾纹、眼纹、小细纹都是氧化纹，当真皮层的胶原蛋白被氧化、断裂，就会出现氧化纹。

基本形态

鱼尾纹是在人眼角和鬓角之间出现的皱纹，其纹路与鱼尾巴上的纹路很相似，故被形象地称为鱼尾纹。组织学表现为因弹性纤维退行性改变而导致的结构变化，主要是眼轮匝肌运动促其产生，另外嘴角提肌、笑肌、颧肌也参与了其产生。皮肤显得暗淡、松弛、干燥，一道一道的皱纹呈放射状排列，长短、深浅、数量、形态因人而异。

原因大起底

鱼尾纹的形成，是由于神经内分泌功能减退，蛋白质合成率下降，真皮层的纤维细胞活性减退或丧失，胶原纤维减少、断裂，而导致皮肤弹性减退，眼角皱纹增多，以及日晒、干燥、寒冷、洗脸水温过高、表情丰富、吸烟等导致纤维组织弹性减退，眼周皱纹增加。由于眼轮匝肌长期收缩引起的动力性皱纹，鱼尾纹呈放射状。眼部四周是脸上最娇嫩的部分，随着年龄的增长，水分容易流失，而且眼部周围由于没有皮脂分布，无法分泌油脂，渐渐地便会失去弹性，皱纹也容易产生。对面部一些部位进行按摩，可促进气结畅通，使细胞活化，这样，气血便能滋养眼部肌肤，从而抚平眼部细纹。

注意事项

坚持按摩、清洁等皮肤护理工作；戒除日常生活中的不良习惯，比如躺着看书或眯眼看东西等；每天保证充足的睡眠时间，保持轻松愉悦的心情；适当地运动，促进血液循环及新陈代谢。

按摩小贴示

女人是离不开水的，日常每天要保证饮用8杯水，补充水分；平时避免过分揉擦眼睛，卸妆要彻底，但力度要适中，以免揉松眼部肌肤；若佩戴隐形眼镜，最好一星期敷一次眼膜。眼部皮肤较脆弱，按摩时力度不要太大。

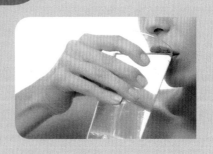

消除鱼尾纹的方法

① 以一手的食指、中指撑开眼袋肌肉，另一手中指来回左右按摩下眼袋。

② 以一手的食指和中指撑开眼尾肌肉，另一手的中指以螺旋状轻柔眼尾肌肉部分。

③ 下巴朝下，将中指和无名指的指肚儿放在眉骨下，再突地一下将眼皮往上拉。

④ 闭上眼睛，用拇指以外的四根手指按住眼睛，然后以波浪式按揉眼球。以适度的力道按揉眼睛的话，可以有效地解除眼睛的疲劳。当然眼球会感到一点点的酸痛是正常的。

轻松告别眼角下垂

眼睛是心灵的窗户，也是非常脆弱的器官。随着用眼量的增大、皮肤的松弛，很多人的眼角会逐渐下垂，使眼睛失去光泽与活力。这对于广大爱美人士是不可以接受，也不可原谅的。那么眼角下垂时，应该怎么办呢？

眼角下垂是年龄衰老的体现之一，很多中老年人都有这样的情况，甚至一些年轻人因为生活不规律导致了眼角下垂的发生，在这里我将给大家介绍一种能改善这种情况的方法和步骤。

眼部按摩，做眼保健操

眼睛使用多了，肌肉疲惫，时间长了会导致皮肤松弛。做眼部按摩可以促进血液循环，帮助皮肤呼吸，缓解疲劳，使肌肤焕发活力。

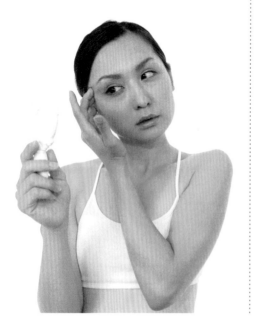

合理膳食，多吃水果蔬菜

水果蔬菜富含各种矿物质和维生素，对皮肤和眼睛有益。胡萝卜、苹果、香蕉、黄瓜、西红柿等这些常见的水果和蔬菜都是可以使眼睛和皮肤焕发光泽的灵丹妙药。

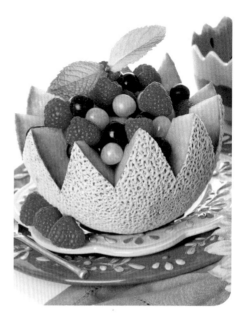

科学用眼

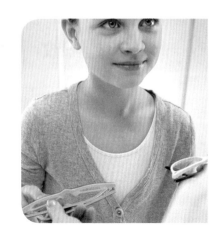

现在一天到晚盯着电脑、电视，甚至在坐车等人的时候都会拿手机来玩一玩。这些显示设备有辐射，长期盯着很容易导致眼部疲劳。所以为了美丽，就要忍一忍，少上点网，少看两集电视剧，去看看青山绿水，花红柳绿，让自己的眼睛多亲近一下大自然，使其焕发生机勃勃的光彩。

眼膜

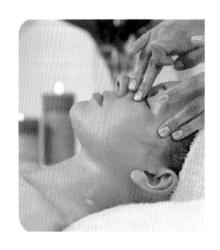

眼膜和面膜相似，但是是用来护理眼部的，其用法和面膜也相似。眼膜最好是在睡前贴，因为贴完眼膜后，马上睡觉，眼睛可以得到最好时机的休息。有一点要记得，眼膜并不能代替眼霜，相反的，贴完眼膜后还要不怕麻烦再涂一下面霜，才能更有效地保护眼睛。需要注意的是，当你觉得贴眼膜有效时，千万不能贪恋，天天晚上贴眼膜，这样做会适得其反，不但不能有效护理我们的眼部，反而会带来副作用。

养成良好的生活习惯

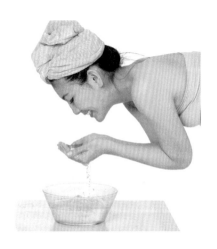

加班熬夜对皮肤和眼睛损伤最大，吸烟、酗酒也会伤身，长期疲劳、精神紧张，不仅损伤皮肤、眼睛，对整个身体的损伤都是难以修复的。因此，养成良好的生活习惯，心情愉悦，面由心生，自然会双目炯炯有神，美丽迷人。

赶走细纹，让双眼炯炯有神

产生细纹的原因

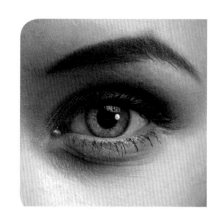

　　长期面对计算机以及各种不良习惯，比如经常性的眯眼睛或者眨眼，都会容易使眼部肌肤老化而产生细纹。因为我们的双眼，每天都要眨动1万次以上，在这样眨动频繁的状况下，自然会牵动到眼部四周的肌肤及肌肉，所以也容易造成眼皮的松弛与脆弱，这也是眼睛周围容易形成"皱纹"的原因。所以用眼过度也是造成眼部四周产生细纹的主因之一。

血液循环不佳

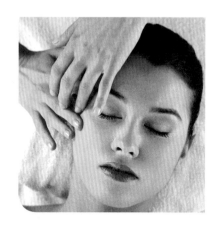

　　因为眼部的肌肤较单薄，肌肤中的血管也相对较细及少，所以较难运送营养和氧气到肌肤细胞中，而使得眼部周围的毛细血管循环容易停滞，加上随着年龄的增长，皮肤的胶原蛋白与弹力蛋白含量开始逐渐减少，肌肤缺乏足够的营养和活力，眼部肌肤的养分补充困难，血液循环不佳，新陈代谢也不易，开始出现细纹，因而眼睛四周的肌肤就容易老化起皱纹。

滋润保养

　　使用含高效补水成分及眼部专用的保养品为眼部肌肤加以滋润保养。眼胶凝露的保湿成分能润泽干燥的眼部肌肤，让你的双眸呈现紧致亮丽的光彩。随着玻尿酸在美容护肤行业受到重视，越来越多的眼部保养产品中也都添加了玻尿酸成分，玻尿酸产品的研发、生产也不断发生新的突破。

饮食及生活调整

多喝水，这是最根本的解决方案。饮食上多吃蔬菜水果、坚果，如胡萝卜、花生米、海带、芝麻、杏、番茄、核桃等。保持正常作息时间，可以改善眼部的疲倦。不吸烟、喝酒。另外，需要注意的是睡姿，避免长期朝一个方向侧卧，更不要将脸埋在枕头里，这样眼周很容易被挤压出皱纹。面部表情不要太夸张，不能老是挤眉弄眼，时间长了眼角周围就会出现很多小皱纹。日晒不仅会让肌肤变黑，导致色斑产生，更会使肌肤水分大量蒸发缺水而形成细纹。

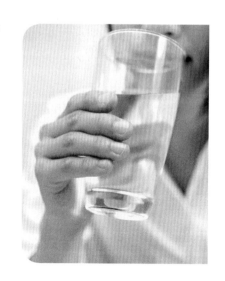

日常眼部按摩的 DIY

牛奶眼膜：牛奶不管是喝还是拿来滋养肌肤都是很好的，教你用牛奶自制眼膜，有祛皱效果，其实也很简单，只要将牛奶放到冰箱里冰镇，然后再用棉片浸满牛奶，如果加些槐花蜂蜜效果更好，敷在眼睛周围的肌肤上，每天早晚各一次，一次敷10分钟就可以了，不仅可以祛皱还可以消除眼袋和滋养肌肤！

苹果眼膜：用苹果来制成眼膜也有不错的祛皱和祛除黑眼圈效果，先将苹果切成薄片，然后再敷在眼睛周围，如果可以先放在冰箱里冷藏一下会更好，让你远离黑眼圈和眼部细纹。

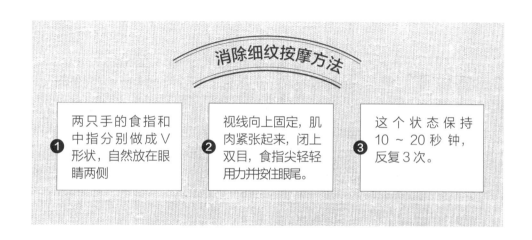

消除细纹按摩方法

① 两只手的食指和中指分别做成 V 形状，自然放在眼睛两侧

② 视线向上固定，肌肉紧张起来，闭上双目，食指尖轻轻用力并按住眼尾。

③ 这个状态保持10 ~ 20秒钟，反复3次。

如何祛除眼部细纹？

方法一：轻柔卸妆

眼部清洁是关系皮肤细致程度的重要因素，对眼部护理而言，卸妆的方法和步骤也非常关键，最好选用柔和无刺激性的卸妆水，才能避免伤害眼部周围的细腻皮肤，在卸妆时，手势一定要细致轻柔。

方法二：早晚护理

针对肌肤早晚新陈代谢的节奏和吸收能力的不同，早晚应分别选用具有不同功效的眼部护肤品。早晨可选用柔和的凝露，以活化肌肤；晚上则使用含有滋养成分的眼部精华液或眼霜，可使眼部肌肤得到充分的休息与保养。涂抹时，应用力度最柔和的无名指。

方法三：选用合适的眼霜

眼部皮肤如此纤薄，在选用护理产品时更要注意。一般应选用不含油脂、含维生素 E 颗粒、由天然植物精华萃取而成的眼部修护品，这样才能避免刺激眼部周围皮肤，防止水分流失，让肌肤在细心的呵护下，变得紧实而有弹性。

方法四：饮食养护

常食猪蹄、猪皮、猪肘、鸡皮、鱼头、鱼汤等富含胶原蛋白的食物，能增强皮肤表层的修复功能，使其变得光泽饱满，同时减少细纹，令肌肤变得光滑而富有弹性。

方法五：电波拉皮

电波拉皮能快速祛除细纹，不需要开刀手术，只要用仪器轻轻在眼周进行治疗就可以了。它主要是利用电波的原理使皮肤中的组织重新排列，但这些眼部除皱的设备安全性很重要、很讲究，一定要找专业的医院进行。

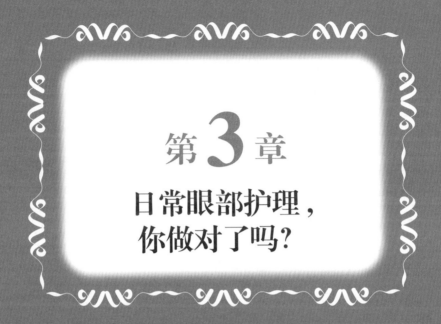

第3章
日常眼部护理，你做对了吗？

　　人一旦失去了眼睛，那就等于失去了生命的意义，没了眼睛就等于没了生命。因此，注重眼保健操，提高生活质量，理应成为人们不可小觑的话题。我们学习或工作累了，可以往远方眺望、做眼保健操，调节自己的眼睛。我们还可以利用闲暇时间来做眼部按摩，缓解眼疲劳，预防近视，让你的双眼更加迷人光彩！

上班族祛眼袋，眼部护理有技巧

上班族天天面对电脑和手机等电子产品，难免会对眼睛造成伤害，导致视力下降，还会出现眼袋问题。眼袋不仅会影响颜值，还会给人一种疲倦、无精打采的精神面貌的，如何才能有效去除眼袋呢？

眼周的护理要分区

眼袋出现在下眼睑，所以我们一般只专注护理这部分。正因为这样，很多人就会忽视上眼皮的护理，正确的方法是上眼皮注意紧致，下眼周注意滋润。

眼保健操

还记得小学课间时，老师都会组织我们做眼保健操，它能缓解视疲劳，保护视力，其实它还有消除眼袋的作用。所以，你可以在工作之余，放下手头的工作，看一看远方，做做眼保健操，能有效缓解眼袋、眼疲劳。

热敷

上班族最苦恼的一件事就是总是长时间用眼，眼周肌肤疲劳，眼霜就难以吸收了。所以在涂抹眼霜之前，我们可以先进行热敷，这样就可以舒缓眼部的肌肤，从而可以加速眼袋的消除。

快速祛除眼袋小妙方

■ 冰敷

把一小杯茶放入冰箱中冷冻约 15 分钟，然后用一小块化妆棉浸在茶中，再把它敷在眼皮上，能减轻眼袋浮肿程度。

■ 维生素 E

睡前用维生素 E 胶囊液对眼下部皮肤进行大约 4 周的涂敷和按摩，能起到消除下眼袋、减缓衰老的作用。

■ 鸡蛋按摩

早上起来眼睛常常是浮肿状态，可以趁着洗脸的时候煮个鸡蛋，然后去壳用小毛巾包住，合上双眼用鸡蛋按摩眼睛四周。

眼睛上的踢踏舞，恢复视力又美容

手指拍打法，就是手指像跳踢踏舞一样有节奏地对眼睛进行敲击。我们对 50 名近视患者进行了监控调查，数据显示患者们使用拍打法仅数日，视力就全都得到了改善。有九成以上眼睛不好的人都会感觉脖子周围有不适感，在使用拍打法后他们都说不适症状有所改善。做拍打法时，可以一次性刺激多个穴位，以眼周穴位为主，但是大家一定要记得把指甲剪短后再进行操作。

做拍打法时，需要敲击的位置有 3 个，如下：

（1）沿着眉毛上方，从眉间向鬓角方向敲击；

（2）沿着眼睛下 1 厘米处，从内眼角向外眼角方向敲击；

（3）从鬓角向头顶方向敲击。

这种练习有很好的美容功效，能有效消除黑眼圈，预防皱纹和皮肤松弛。为什么仅仅是敲击就能有如此大的效果呢？要知道，眼睛的周围聚集了很多有助于提升视力的穴位，经穴疏通后，代谢物的排出也更顺畅。用以上这个方法，不用记住穴位正确的位置，也能轻松、准确、均匀地刺激到这些穴位。而且，我们还可以在身体的其他部位进行拍打法，这能提高自律神经的工作效率，改善血液循环，为肌肉提供充足的氧，与穴位刺激互相促进，疗效更佳。如果有空，对手臂、腿部、指甲 3 个部位也可以进行拍打锻炼。毕竟，自律神经遍布全身各处，这样能更有效地促进自律神经运作。

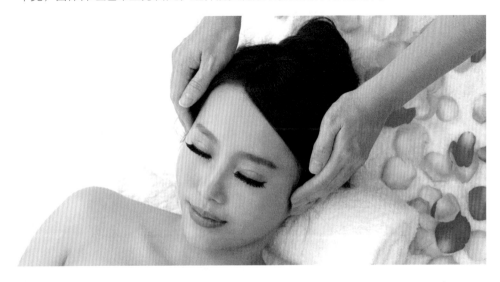

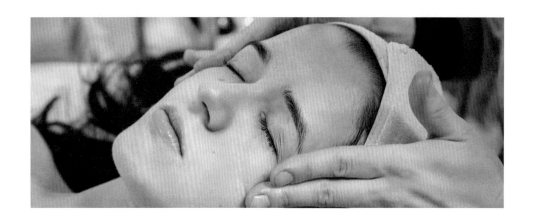

 ## 手指晃动面部和头颈，眼睛肌肤齐焕彩

这个方法需要用到四根手指。指尖轻轻地贴在面部皮肤上，上下左右摇动起来。光把皮肤弄得起皱是不行的，还需要我们有意识地摇动皮肤下的肌肉。肌肉放松后血液循环也会更顺畅，大脑、内脏乃至全身因此都活跃起来。用手指摇动皮肤，不仅能够缓解皮肤、肌肉及血管的紧张，使副交感神经变得比以前活跃，血液循环速度加快，而且能够调整自律神经的平衡。同时，摇动法还有助于提高其他锻炼法的效果。

■ 眉毛上方

四根手指与眉毛垂直，轻轻放到眉毛上，上下摇动 5 次。然后，手指向着额头发际线一点点垂直移动，并在小范围内轻轻进行抖动。

■ 头面部

双手手指按在耳朵或头部感觉舒服的位置，上下左右各摇动 5 次；单手手掌捂住脖子后的颈椎，上下左右各摇动 5 次。

■ 眼睛下方颧骨位置

四根手指放到颧骨上，左右摇动 5 次。手指向着耳朵方向一点点水平移动，并在小范围内轻轻进行摇动。

■ 外眼角和鬓角之间

四根手指按在外眼角和鬓角之间，左右摇动 5 次。这时候手指摇动的位置，要比手指最后所在的位置高 2 厘米。双手手指按在耳朵或头部感觉舒服的位置，上下左右各摇动 5 次。

六步搓眼周，消除眼疲劳、黑眼圈和小细纹

在寒冷的冬日，我们总会下意识地搓双手取暖。也就是说，搓法有这样的效果，可以活跃血液循环与自律神经。

搓法还能改善淋巴循环，促进新陈代谢，消除眼睛疲劳，对消除黑眼圈和眼睛周围的小细纹同样效果甚佳。用双手中指的指腹轻轻搓肌肉。用意念想象手指正在发热，再缓缓揉搓，能提高效果。关于揉搓的部位，眼睛上下各有3处。从眼睛内侧开始，一点点地往外揉搓，最后中指指尖轻轻地划过发际，拇指按在下巴下方以作支撑。

（1）中指指腹按在眉毛上，向着外眼角方向搓5次。

（2）从眼睛上方的骨头凹陷处开始，用中指指腹按着，朝外眼角方向搓5次。

（3）中指指腹按在眼睛下方5毫米处，向着外眼角方向搓5次。

（4）中指指腹按在颧骨低洼处上方，向着外眼角方向搓5次。

（5）中指指腹按在颧骨下方5毫米处，向着外眼角方向搓5次。

（6）最后，中指指腹轻轻按在鬓角处3秒。

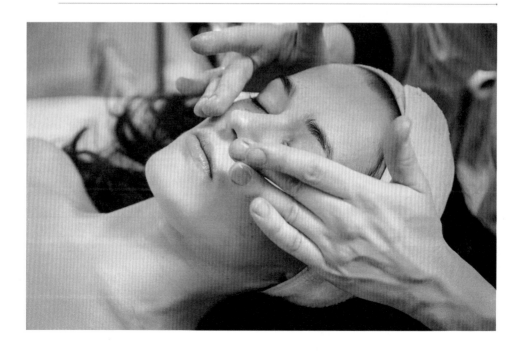

口鼻并用呼吸法，视力恢复事半功倍

人们在使用电脑或手机时总是低着头，这种姿势会堵塞气管，使呼吸管道细得跟水龙头漏水一样，在这样的姿势下，人们吸入的氧气只有人体氧气所需量的 1/5。持续的缺氧，会对身体造成不良影响，这个时候，身体会减少对眼睛或其他器官的供氧，人体总体上能够勉强坚持住，所以人不会感觉到痛苦。但是此时，眼睛却会发出悲鸣。还有些人喜欢张开嘴，不停地进行浅呼吸，这样人体很容易吸入病毒或灰尘，从而引发感冒。

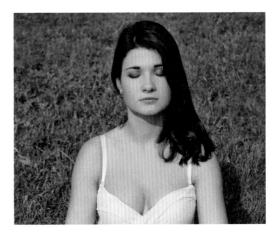

要从鼻子吸气

鼻腔带有过滤功能，能防止空气中的尘埃或细菌进入身体，同时还能给吸入的空气加湿增温。

开始呼吸时，先从嘴巴呼气

说到深呼吸，有些人会以为就是拼命地吸气。但若不把肺中的废气吐出来，再怎么深呼吸效果也会不佳。首先，我们要把气完全地吐出来，把肺清空了之后，再尽情地呼吸。在呼吸时，我们可以试着想象自己肺部整个鼓起来，后背也随之舒展开，这样能带来更好的效果。

呼和吸都要持续 6 秒以上

肌肉纤维的运动只能持续 5 秒。若给肌肉施加持续 6 秒以上的负担，肌肉就会通过增加纤维数来承受负担，所以持续 6 秒以上的呼吸能很好地锻炼呼吸系统。深呼吸同时也能舒缓眼部肌肉，促进血液循环。

"想象"能放松大脑，视野变清晰

现代很多人都喜欢一心多用，例如边看电视，边照顾小孩、洗衣服，或是边看邮件边写文件。一心多用，看似能够同时地处理多件事情，但是实际效率却非常差。不先集中精力干完一件事再做下一件事，集中力就会分散，结果导致什么也做不成，这也是大脑疲劳的成因。大家都应该感受过，肌肉使用过度后会出现酸疼，但大脑使用过度时不会产生痛感，你只能通过别的感受来推测大脑是否疲劳。所以，大脑很容易在不知不觉中陷入疲劳。当我们的大脑出现疲劳状态时，请务必用以下2种方法来让大脑休息一下。

闭上眼，想象一些能令自己放松，感觉快乐、幸福的场景

一般只要想象1～5分钟就好了。想象一下小时候在原野上奔跑的场景，或是新婚旅行时在夏威夷看到的景色，又或是想去的地方的景色都可以。请想象着美丽的风景，回忆起快乐的事情，缓缓地放松自己的身心。消除大脑疲劳后，再做视力检测，基本上所有人的视力都会得到恢复。虽然这效果只是暂时性的，但是不停地重复就会使效果长久稳定。想象完快乐的场景后，接下来就是激励大脑了。

回想一下小时候还没有戴眼镜时所看到的景色

回忆一下以前无须矫正视力也能看得清清楚楚的景色，例如学校的庭院或是与小伙伴们一起玩耍的空地等。大脑若能通过回想当年裸眼也能看清的情景，恢复自信的话，它就会开始进行调整，努力让自己恢复以前的状态。想象法一天做多少回都不要紧，做得越多，大脑越能消除疲劳、恢复精神。大家想象后应该能感觉到视野变得清晰。

眼部衰老的原因及预防小妙招

每个女人都渴望拥有一双迷人电眼，可是年纪大了眼角悄悄爬上了各种细纹，那么我们该如何预防眼部衰老呢？今天就教你如何预防眼部衰老，以及女人护眼的原则，让你的美丽从双眸中绽放出来。但是想要动人双眸，你必须知道眼部衰老的原因。

胶原蛋白流失

眼部的肌肤是全身最薄最脆弱的一部分，随着年级的增大胶原蛋白逐渐流失，胶原蛋白对肌肤的支撑不够，眼部周围的肌肤变会出现深浅不一的皱纹。到后来会演化成眼袋下垂和眼尾下垂。想要让眼部的黄金期保持的时间更久，生活中一定要注意补充胶原蛋白。

运动频繁

眼睛是人体最忙的器官之一，人平均每天眨眼睛1万次左右，眼周的肌肤不时地被拉扯。而那些表情夸张的美女们眼部肌肤会受到更多的伤害。想要保护眼睛就要让眼部多休息，不要让它劳累过度。眼部衰老应该注意什么？首先是要养成良好的生活习惯和饮食习惯，平时注意饮食规律，多喝水、多吃水果和蔬菜，少吃辛辣、油腻、刺激性食物。其次尽量避免熬夜、酗酒，以及长时间在电视机及电脑前工作。

4个妙招预防眼部衰老

■ 眼部防晒预防眼部衰老

在出门之前使用专门的眼部防晒霜，并用墨镜遮挡住眼睛，防止阳光对眼睛造成伤害。

■ 避免眼霜使用过量预防眼部衰老

眼霜使用过量这样反而会伤害皮肤，导致发炎发痒，更严重可能导致眼部油脂粒的产生。

■ 眼周抗氧化预防眼部衰老

可以使用泡过水的绿茶包敷在眼睛上，对眼睛有很好的护理作用。

■ 垫高枕头预防眼部衰老

一定要让你的头比身体高出一点，这样可以相对防止色素沉淀在你的眼睛周围。

眼部护理 5 大误区

正确护理眼部，才能有效改善眼部衰老症状。但是现实生活中，很多女性不知道如何护理眼部，不知道如何选择适合自己的眼部护理品，也不会正确使用，常存在以下 5 种眼部护理误区：

误区 1：25 岁以后再开始使用眼部护理品

一般肌肤在 25 岁以后开始走下坡，这是自然的衰退，但是在 25 岁前保养可以防患于未然，让肌肤的状况减少许多。不能简单根据年龄判断是否需要使用眼部护理品，而要根据肤质、气候、环境等情况来决定是否使用及使用何种眼部护理品。

误区 2：面霜可以代表眼霜

用普遍营养霜代替眼霜是绝对不可以的！有些人认为眼霜和面霜是一回事。眼霜大不了就是更细腻、高级一点，且价格昂贵。她们认为用质量可靠的面霜完全可以代替眼霜，因此常常将营养面霜当做眼霜涂抹于眼部周围。其实这是不科学的！

误区 3：眼部护理品能根治鱼尾纹

在当今医学美容领域，暗疮、黑斑、皱纹的医治被称为三大难题。对于眼部皱纹、眼袋和黑眼圈来说，使用眼部护理品其实相当于"亡羊补牢"。

误区 4：眼部护理品只有眼霜一种

随着化妆品的细化和专业化，当今眼部护理品已是形形色色、多种多样。更针对不同的眼部问题，不同的年龄和个人情况而设计。

误区 5：眼霜只用于眼尾处

面部最早出现的皱纹是眼角的鱼尾纹，所以人们常常用眼霜在眼角做与皱纹垂直的按摩。这无疑是对的，但面部最早松弛的区域并非是眼角，而是眼睛下方，其次是上眼皮。所以最先出现黑眼圈和眼袋，再出现皮下垂。

女人不同年龄段的保养方法

20 岁眼部保养重点：清洁、保湿、防晒

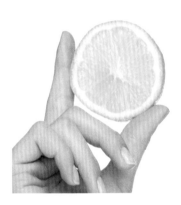

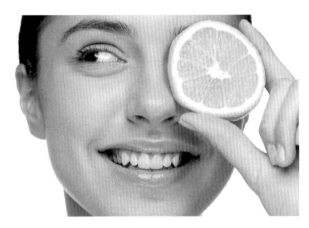

女人 20 岁时，皮肤细胞非常活跃，新陈代谢也非常旺盛，一般来说，这个时候皮肤的水分比较充足，也很光滑富有弹性，是人一生当中皮肤的最佳时期。所以，在这个时期，眼部没有太大的问题，我们主要做好以下工作为以后打好基础：

1 这个年龄段，我们已经开始经常使用彩妆产品了，睫毛膏、眼线、眼影等对皮肤或多或少都有伤害，我们平时最应该注意的就是卸妆问题，一定要把眼妆卸干净，如果有残留会引起黑眼圈、老废角质的堆积，也会引起皮肤新陈代谢减缓，容易引发脂肪粒、松弛、细纹……对眼部保养品的吸收自然会大打折扣。

2 眼睛和皮肤一样，补水是重点，要让眼部充分"喝水"，才能不出现细纹等状况。有一点要注意，由于 20 岁左右眼部肌肤还比较娇嫩，所以不太适合传统的"抗皱、紧肤"类眼霜。由于这些眼霜里面会添加一些油脂成分来加强表面保湿，虽对眼部干纹、细纹、松弛等问题有帮助，但对并不缺油的年轻肌肤来说，只会构成"外油内干"的困扰。

30 岁眼部保养重点：减退黑眼圈，平复小眼袋

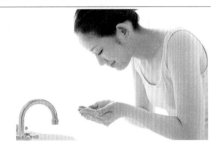

这个时期肌肤整体开始走下坡路了，肌肤通常处于油水分泌不平衡的状态，加上肌肤的新陈代谢受到影响，容易出现黑眼圈和眼袋的问题。而黑眼圈也分好几种类型，要对症下药。

1 色素型黑眼圈：一方面可能是眼部卸妆不彻底引发的色素沉淀，让人不知不觉产生"熊猫眼"；另一种情况相对少见，由于遗传的关系，眼部周围皮肤天生黑色素就比较深。

2 血管型黑眼圈：有这类黑眼圈的人，眼眶周围的皮肤特别薄，而皮下的脂肪组织又少，一旦血液循环不佳或血管扩张，就形成了黑眼圈。熬夜，饮食、睡眠不规律，烟酒过度是这类问题的罪魁祸首。

40 岁眼部保养重点：消除脂肪粒，淡化皱纹

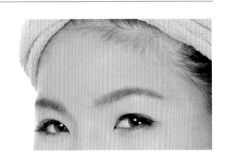

肌肤从 40 岁起，会逐渐减少能让皮肤紧实的胶原蛋白，进而导致肌肤变得松弛，再加上长期累积的日照伤害，久而久之，表层细纹被深层皱纹取代，要恢复原本平滑的肌肤，可说是难上加难。这个时候眼部会莫名其妙地出现脂肪粒。

1 消除眼角皱纹的方法：食指和中指按在双眼两侧，慢慢推揉眼侧皮肤，同时闭眼。当眼皮垂下时，手指缓缓地朝耳朵方向拉，从1数到5，然后松手。

2 解决脂肪粒问题的方法：把不适合自己的眼霜换掉。因为用下去，眼部周围不但会长脂肪粒，皮肤还更容易出现松弛、黯淡。

怎样解决眼部的干纹？

美容护肤专家提示，熬夜会带来很多肌肤问题，从眼部护理来说，最常见的问题就是熬夜干纹。一旦眼部肌肤出现干纹，那保养起来就会非常麻烦，如果方法不当，护理效果就会大打折扣。所以，当你眼部出现了熬夜干纹，就要及时保养。

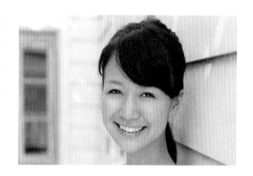

早间保养重点 1：脸部按摩达到美肤效果

■ 熬夜干纹状况

肌肤像好久没喝过水，干得连粉底都涂抹不上！整夜没睡，皮脂腺与汗腺的分泌出现异常，肌肤锁水能力随之降低，自然会出现干燥、紧绷不适现象。此时假如直接上妆，马上就会出现肌肤无法吃妆、浮粉等问题，干纹明显得如画在脸上。

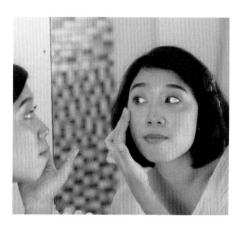

■ 早间一分钟救场

熬夜后新陈代谢变慢，即使擦了保养品也无法被有效接收，此时可以早间一分钟推拿方式刺激淋巴循环，促进肌肤的新陈代谢。步骤如下：

step 1：手掌置于耳部，以一放一收的方式按压。

step 2：手指稍微用力，以画圆方式推拿太阳穴四周。

step 3：按压耳后至下颌部位，以促进淋巴循环。

step 4：在肩胛骨凹陷处多按压几下。

step 5：腋下也有淋巴结，手掌包住全部腋下后施力捏。

早间保养重点 2：涂抹眼霜及时补水

■ 熬夜干纹状况

眼部的皮肤是人体皮肤最薄的部位，眼部皮下的皮脂腺与汗腺分布最少，加上现代人生活节奏快，熬夜过后，眼角处的肌肤越发干燥，细纹、干纹逐渐增多，不及时补水干纹就要变深纹了。

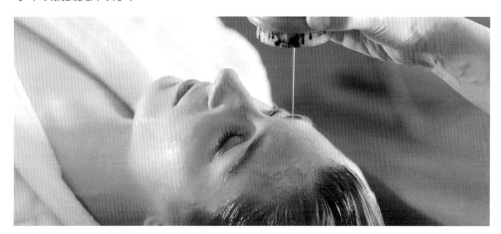

■ 早间一分钟救场

保湿眼霜能帮你用最快的速度赶走眼部干纹，让熬过夜的眼睛看起来照样有神。眼霜还能让您远离困扰已久的眼部肌肤问题，有效紧致眼周肌肤，减轻黑眼圈、眼袋。步骤如下：

step 1： 热毛巾敷一下，让眼周血液循环恢复正常。

step 2： 轻柔地拍点化妆水在眼周，使眼周肌肤得到舒缓。

step 3： 取眼霜用无名指指腹按内眼角—上眼皮—外眼角，内眼角—下眼皮—外眼角，依次轻轻按摩。

step 4： 不要马上睁开眼睛，闭眼休息一下，然后睁开。

这些就是适合解决熬夜干纹的护肤计划了，当你眼部肌肤出现干纹，不妨试试这些美容秘方。专家提示熬夜不仅会导致眼部肌肤出现干纹，还会有很多问题出现，例如黑眼圈、眼袋等等，这些都是肌肤问题，会很难消除。所以，预防这些问题出现的最好方法就是不熬夜，认真保养眼部肌肤。

保养眼部，试试自制保湿眼膜

预防各种眼部肌肤的出现，保湿补水是关键，除了日常护理当中需要使用眼霜之外，使用眼膜也是个滋润眼部肌肤的好方法。一般的眼部保养，可选用蜂蜜蛋黄眼膜；眼部浮肿、眼袋，选用鲜奶洋甘菊眼膜；皮肤敏感、眼部细纹选用丝瓜眼膜；眼周皮肤缺水干燥，可选用橄榄油眼膜、黄瓜面膜。我们可以根据自身眼睛的具体情况，制作适合自己的眼膜。

■ 自制蜂蜜蛋黄眼膜

蜂蜜有着非常好的滋润肌肤的作用，可以有效预防眼部细纹的出现，蜂蜜添加了蛋黄成分，不仅提高了眼膜的滋润度，而且还可以预防其他眼部肌肤问题。

● 方法：取一个蛋黄，与适量的蜂蜜进行调和，搅拌均匀后，涂抹在眼部肌肤周围，待蜂蜜蛋黄眼膜干掉之后，再用温水轻轻洗去即可。

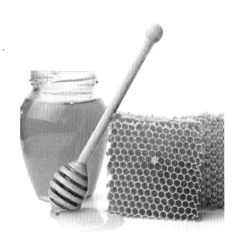

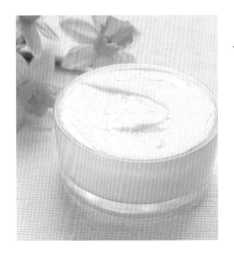

■ 自制鲜奶洋甘菊眼膜

洋甘菊有着非常好的消炎杀菌作用，对于消除眼部浮肿和眼袋，可以借助洋甘菊来去除。

● 方法：准备适量的新鲜牛奶和少量的洋甘菊，将洋甘菊浸泡在开水中3~5分钟，把水倒出来，与新鲜的牛奶混合，将化妆棉浸泡在其中，浸透之后，敷在眼部肌肤周围。

■ 自制丝瓜眼膜

丝瓜本身有着超强的抗皱、抗过敏功效，用丝瓜制成眼膜来呵护眼部肌肤，可以预防眼部细纹的出现，令眼部肌肤呈现光滑细嫩的状态。

● 方法：取一根丝瓜，将丝瓜去皮，清洗干净，而后用搅拌机搅拌成泥，将其均匀地涂抹在眼部肌肤周围，3～5分钟时间，将丝瓜泥用温水轻轻擦洗干净。

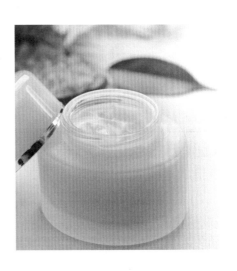

■ 自制橄榄油眼膜

有些美女的眼部肌肤很容易缺水干燥，不妨用橄榄油来提高眼部的滋润度。橄榄油中含油分较多，非常适合眼部容易干涩缺水的美女们敷用。

● 方法：准备几滴橄榄油和少许面粉，将两者充分混合，搅拌成泥状，涂抹上在清洗干净后的眼部肌肤周围，10分钟后，再用温水清洗干净。

■ 自制黄瓜眼膜

黄瓜的补水保湿功效非常好，可以为眼部肌肤提供所需的水分，以帮助抚平眼周细纹、增强肌肤弹性。

● 方法：将黄瓜榨成黄瓜汁，涂抹在眼部肌肤周围，10分钟左右之后，用清水冲洗干净，每周敷2～3次，长期坚持，眼部皮肤便不容易因为缺水而出现问题。

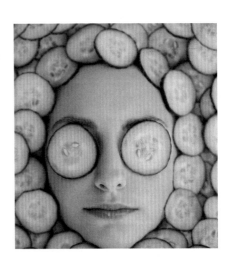

眼周脂肪粒，轻松祛除有妙招

选择适合自己的眼霜

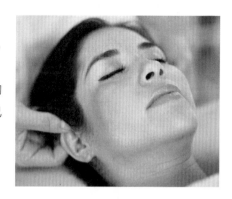

过于滋润的眼霜是有可能造成脂肪粒的，过于滋润的眼霜会让肌肤吸收不了其中的营养，导致形成脂肪粒。所以需要针对肌肤选择眼霜，油性肌肤应该选择啫喱状、质地较滑爽温和的眼霜，而中性肌肤应该根据季节选择适合自己的眼霜，比如，在夏天中性皮肤也很容易出油，那么就应该选择比较清爽的眼霜，干燥的季节，则要选用比较滋润的眼霜。

精油按摩

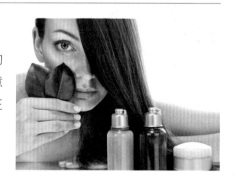

使用眼部护肤精油，通过对精油的按摩，快速地渗透肌肤，而且在按摩中会加速眼部的血液循环，刺激肌肤的分泌，但是一定要注意按摩的手法和位置是否正确，这样才能够真正改善眼部脂肪粒。

眼周长脂肪粒 轻松去除有妙招

■ 维生素 E+ 柠檬

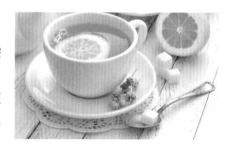

柠檬切成片，每天早晨取 2 片泡在水中，空腹喝，柠檬可以有效抗菌和抑制脂肪粒的再生；在每天洁面之后，取一颗维生素 E，把里面的液体挤出来，将液体涂抹在脂肪粒处，按摩 3 分钟。

你知道吗？眼睛也需要防晒

夏季是眼病高发季，专家告诉我们，这个季节因眼病求诊的患者尤其多。夏季户外运动、游泳、佩戴太阳镜等，这些看似平常不过的事，都有可能让你的眼睛受伤。下面给大家列举了几个夏季易发眼科疾病。

眼外伤

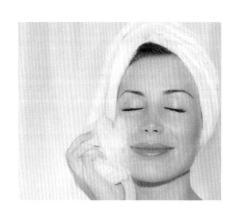

夏季还多发被啤酒瓶炸伤眼睛或被瓶盖击伤眼睛的病例。因夏季高温，饮料瓶内气压较高，需轻拿轻放，开瓶时尤需注意。另外，如果眼球不慎被钝伤，眼球被锐器刺入或划过导致破裂也会引起眼外伤。

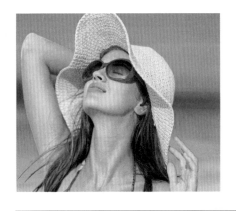

眼灼伤

夏日强烈的紫外线也会"晒伤"眼睛。强光连续照射眼睛1～2小时，就有可能"晒伤"眼睛，多表现为眼部皮肤红肿，疼痛难忍，伴有畏光、流泪和睁眼困难等，发病期间还有视物模糊的情况。

红眼病

每到夏季，红眼病患者必然增多。红眼病发病急、传染性强，潜伏期短的仅一两天，摸到患者使用过的毛巾、脸盆，或摸过的门把、水龙头等，再揉自己的眼睛，就有可能被传染。而在游泳池染上红眼病的情况也经常发生。

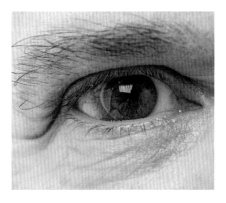

按摩双眼，舒缓眼部疲劳

舒缓眼部疲劳的按摩方法

1 以额头中央为起点，双手手指由中央位置轻推至太阳穴，然后停在太阳穴位置按压3～4秒。有助促进面部的血液循环。

2 双眼紧闭，用搓暖了的双手轻轻按压双眼，约30秒。温暖的掌心有助于眼霜加倍渗透及发挥功效。

3 双手握着拳头，将食指关节的骨位压在眼头下的四白穴上，停留3秒后放松；如此重复4～5次，可刺激眼周血液循环，舒缓眼底的疲倦肌肉。

4 以无名指沿左右方向一下一下按压，力度要轻柔。如果双眼十分疲倦的话，可改用指尖在眼底下来回弹压，刺激血液循环，唤醒绷紧疲倦的眼部肌肤。

5 用无名指由内而外的方向围绕眼睛打圈按摩。如此重复5次，这动作有助提升眼部肌肤，防止眼皮下垂。

热毛巾敷眼

1 眼部按摩前，可把热毛巾折成长方块敷在双眼上；热蒸气有助于舒缓眼周疲倦，促进血液循环；卸除眼妆时，力度要轻柔，最好选用质地柔软的化妆棉或棉棒作辅助。

2 长时间对着电脑工作，每隔30分钟视线应该离开屏幕片刻，将焦点转移至远方，让眼底肌肉得以放松。另外，工作台上摆放一些绿色植物，休息时看一看，有助于舒缓眼睛疲劳。

眼部祛皱的 4 大妙招

眼部祛皱方法一：使用眼霜滋润保养

很多人都认为眼霜一定要从 25 岁才能开始用，但是现代社会对我们眼睛产生伤害的东西太多了，电视、电脑和各种电子产品，都让我们用眼过度，眼睛周围的皮肤也都开始松弛，产生眼周细纹。所以当眼睛出现皱纹等问题时，我们就应该开始使用眼霜了。选择眼霜时可以选择高效补水成分的，这样可以更好地滋润眼周肌肤，还可以选择玻尿酸和胶原蛋白，具有很好的滋养效果。眼部的脆弱肌肤总是最先显露我们的年龄，干燥和细纹的出现，让眼睛显得疲惫没有生气，更是在无形中增加了我们的年龄。因此我们需要细心呵护。

眼部祛皱方法二：眼部按摩

现在上班族越来越庞大，长期对着电脑工作造成用眼过度，眼部肌肤也很容易松弛，造成细纹的产生，所以在休息的时候可以给眼睛做一些按摩，增加血液循环，舒缓眼部的压力。只有精心呵护眼周肌肤，才能防止细纹的产生。

眼部祛皱方法三：注重补水

眼部肌肤经常容易出现干燥和细纹，这在秋季更加严重，所以秋季除了脸部皮肤的补水以外，还要特别注意眼睛周围皮肤的保湿补水，使用一些补水眼膜能够很好地滋润眼部肌肤。

眼部祛皱方法四：睡美容觉

造成眼部肌肤问题的一个很大原因与用眼过度有关，眼部肌肉长期处于紧张的状态，就会容易使皮肤出现松弛和细纹，所以应尽量避免长期用眼，睡个美容觉就是最好的保养方式了。

黑眼圈，从改善"色、形、纹"开始

无论是男人还是女人，对陌生人的第一印象都来自眼睛。眼睛不仅是灵魂之窗，更是"年龄之镜"。将复杂的眼部抗老问题掰开揉碎，其实无非是"色、形、纹"3 方面的问题，对症下药就能将问题解决。

青黑色熊猫眼

血液循环不畅、血液中含氧量不足，血的颜色就会发黑。当这样的血液通过薄薄的眼下皮肤时，就会显现出青黑的颜色。

■ **护眼术：** 促进血循环，带走废物

对付眼部的青黑色黑眼圈，要釜底抽薪，促进血液循环。可以适当补充维生素 E，也可在午休时换上散步鞋，走远一点去吃饭，在运动中促进血液循环。工作劳累时抽 2 分钟做个眼保健操，让眼睛周围回血畅通。在护肤品的选择上，也可添加几款促进肌肤新陈代谢的产品来配合。

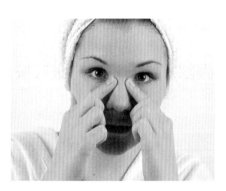

棕黑色熊猫眼

棕黑色黑眼圈的本质是黑色素沉淀。一些人认为不涂防晒霜晒太阳，才会促进黑色素的生成，但实际上皮肤缺水干燥、长时间使用电脑，以及一些来自外部的物理刺激都会让黑色素在你的眼部"安营扎寨"。

■ **护眼术：** 美白补水，一个都不能少

驱散棕黑色的熊猫眼，美白和补水要两手抓牢，而且不能三天打鱼两天晒网，要养成持之以恒的习惯。另外，在眼睛疲劳时可以用个纸质眼膜，在补水的同时，让眼睛得到休息和放松。

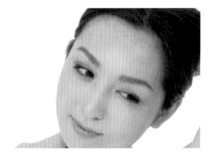

眼部周围凹陷

皮肤的弹性会随胶原蛋白一起流失，让眼睑（尤其是上眼睑）向内凹陷。

■ 护眼术：补充豆类，营养真皮层

改善体内环境是填平眼部凹陷的关键。试着每周吃 2 次豆类食物，一周至少 5 天保证在 12 点前入睡，在精米里掺入 1/3 的糙米。应对眼窝凹陷的问题，可以选择营养真皮层的乳霜或乳液。但不要选择过于厚重的眼霜，可以准备 1 支清爽补水的眼霜，睡前在眼周按摩 3 分钟。

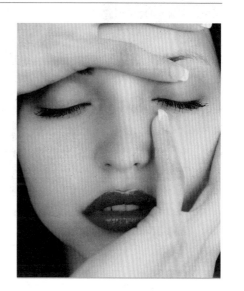

当美目遇上鱼尾纹

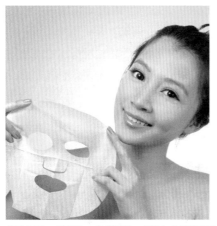

眼部周围的细纹除了鱼尾纹，还有内眼角下的斜纹和上眼皮层层叠叠的横向细纹。因为眼部的皮肤厚度比脸部其他地方薄得多，所以不仅血液的颜色会透出来，水分也更容易蒸发，皮肤干燥再加上肌肉活动频繁，结果就让细纹"蹬鼻子上脸"了。

■ 护眼术：补充胶原蛋白

身体里胶原蛋白的流失，会让皱纹提早登场，因此建议多吃一些富含软组织的食物，比如凤爪、猪蹄、牛筋等，经济实惠又美味。此外，紫外线也是皱纹形成的诱因之一，一年四季都要注意防晒，才能把 UV 波挡在皮肤外面。

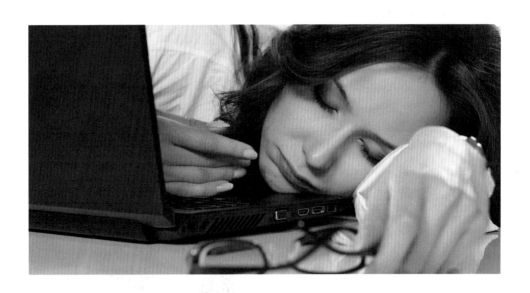

 当心！日常的坏习惯最伤眼

电脑屏幕：久看电脑屏幕 双眸干枯灵动不再

长时间"聚精会神、目不转睛"对眼睛的危害是极大的。首先，神经高度紧张会使眼睛发胀，视神经功能慢性减退；再者，长时间近距离用眼，会促使轴性近视的发展；另外就是眨眼动作的减少，会使眼球缺乏润滑和保护作用。据统计，人正常的眨眼数为每分钟 15 次左右，在神情专注的时候，只有 2～3 次，这就使眼表面的泪液蒸发过多，而来不及得到及时的补充，久之则引起眼球表面的炎症。

酒精：喝酒喝出"红眼症"，远离生活酒精

酒精是漂亮眼睛的头号大敌。为什么喝了酒的人会面色通红、体温上升？那是因为酒精会促进血液循环，使毛细血管膨胀。眼睛周围的肌肤娇嫩，血管非常细小，如果饮酒过度，毛细血管很容易破裂，造成斑点。对于酒类躲得越远越好，如果实在躲不过，不得已而喝了酒，一定要多饮些水来抵消其对皮肤的不良影响。

吸烟：烟草熏也会熏出眼疾

烟草一旦燃烧起来，绝对是一个不可忽视的敌人。近来的科学研究更加明确指出，它可导致眼睛周围的皱纹产生。即使自己不吸烟，也不应放松警惕。"二手烟"同样会摧残你的身心和容貌。所以，扪心自问一下：你和你的"烟民"朋友们聚会时，是否真的非常快乐？

过期化妆品：眼线笔是头等祸害

当你打开一支新的睫毛膏、眼线笔或眼影粉的一刹那，细菌就开始侵入了。你用过这些化妆品后，再放回容器去的时候，更多的细菌就被收集起来了。如此反复，细菌会越聚越多，它们一旦进入你的眼睛，会引起感染或更糟的后果。因此，最多6个月就应更换一次化妆品，而睫毛膏则最好3个月更换一次。

睡眠不足：熬夜熬出"眼瞎"

如果你经常工作到深夜2～3点，早晨8点又要赶去上班，那么，睡眠不足似乎就要将你击垮了。要打败这个敌人，一定要抓住每个机会。在班车上，在午休时，等着理发时，只要一有空儿就眯一小觉。这样才能常保清爽健康的双眸，摆脱眼袋、黑眼圈和皱纹的困扰。尽量避免摄入咖啡因，它会干扰你的睡眠规律。

滥用美瞳最伤眼

"美瞳"比普通隐形眼镜要厚，镜片中添加的色彩多为重金属离子，透气性差，会影响眼角膜的呼吸。眼角膜若长期处于缺氧状态，眼睛就会充血、肿痛、流泪、分泌物增多，引起细菌感染，出现溃疡、糜烂等症状。佩戴"彩瞳"时镜片作为外来异物会与结膜、角膜发生摩擦，长期刺激还易导致结膜慢性充血，引起结膜炎。此外，消毒不干净的"美瞳"还可能导致沙眼、乙肝等疾病的传播。

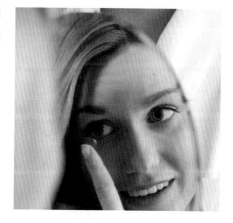

眼部除皱手术是否安全呢？

眼角是最容易堆积皱纹的地方，也是暴露女性朋友年龄的地方，所以我们必须去除眼部皱纹。其实眼部除皱的方法有很多，而且每一种方法的除皱效果都非常的好。做眼部除皱手术是否安全呢？

眼部除皱手术其实是很安全的，它是一种微创除皱。该法是在头皮内做微小切口，以特制的器械做深面的准确提升皮肤、肌肉和骨膜，从而达到良好的效果，特别对消除鱼尾纹和额纹、提升外眼角、减轻鼻唇沟和恢复皮肤弹性有非常理想的效果，可使面部变得年轻，结合青春 T 形除皱会有更完美的效果。同时，眼部激光除皱术的效果是比较持久的，使您的眼部除皱事半功倍。激光除皱术治疗时通过微小的激光束（约 75μm）在皮肤上造成许多均匀排列的微区损伤，损伤区周围存在正常皮肤组织，可避免能量蓄积，并利用周围未损伤的组织促进愈合。由于存在表皮的剥脱过程，专业激光除皱术可去除浅表的皮肤老化病变，改善肤色，去除色斑，而热损伤反应有助于增加胶原的合成，真皮重塑。

虽说眼部除皱手术是安全的，但是眼部除皱手术还是有一些注意事项需要大家注意。在眼部除皱治疗后一星期内避免用热水洗脸，泡温泉。眼部除皱手术后要加强保湿，外出也要加强防晒。由于不用动刀子的缘故，不会留下疤痕。这眼部除皱手术，更安全，促使眼部肌肤恢复年轻态，展现你明眸的魅力。不过由于这种眼部除皱手术的方法对医生的技术水平有很高的要求，所以一定要选择正规、专业的医疗美容机构进行治疗才能够保证有好的治疗效果。

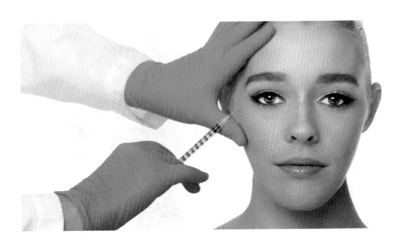

眼部皮肤过敏怎么办？

眼部周围的肌肤是人体中最脆弱也是最娇嫩的，眼部周围肌肤的厚度和嘴唇肌肤差不多，很多护肤品它都吸收不了，所以眼部也是最容易长皱纹的部位。当然如果您的面部过敏的时候，眼部周围肯定也不会幸免，那眼睛周围肌肤过敏的时候怎么办呢？

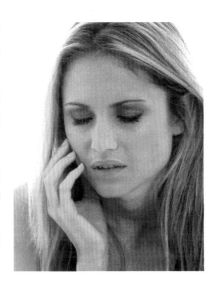

眼部皮肤过敏的时候需要及时治疗，否则拖的时间越久，对眼睛的伤害就越大，一般眼部周围过敏的时候会出现红疹、水泡等现象，非常痒，但是还不能直接用手抓，应该去医院接受专业的治疗。

眼部皮肤过敏的特征是：眼睑痒、眼睑皮肤刺痒难忍，还有烧灼感，眼睑皮肤红肿，表面有渗出，眼皮粗糙，甚至出现丘疹、水泡。或眼睑皮肤出现红斑、丘疹、水泡等。这种眼睑皮肤的改变是全身过敏性反应表现之一。

导致眼部过敏的药物有：青霉素、链霉素、四环素、磺胺、阿托品、毛果云香碱等。化妆也常引起眼部皮肤过敏，由于眼睑皮肤薄嫩，富含血管，对化妆品的刺激比较敏感，有时虽然接触少许化妆品，也可引起眼睑的严重的过敏反应。

染发露也可引起一些人眼睑肿胀，表现为弥漫性皮肤紧张，皮温不高，无触疼，伴痒感。一旦发生眼睑或眼部皮肤过敏，首先必须确定是什么药引起的，立即停用这种药。局部用生理盐水或 3% 硼酸水冷湿敷，暂时性的治疗：口服苯海拉明或氯苯那敏、维生素 C、钙剂等，眼部点可的松眼药水或眼膏，通常几天后症状就会缓解。要记住今后别再接触或使用这种药，可在病历首页上用红笔标明对什么药过敏。

眼睛肿了，这些消肿方法见效快

眼睛浮肿，是指眼部周围异于平时，外形肿胀突出，有疼痛感，即便眨眼也有会疼痛。眼睛肿了是什么原因？

血液循环代谢能力差所导致

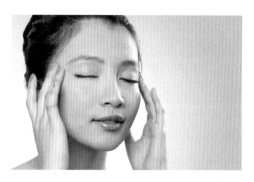

眼睛浮肿现象经常发生在血液循环代谢能力差的人身上，主要是血液循环系统效果变差，来不及将体内多余的废水排出去，水分滞留在微血管内，甚至回渗到皮肤中，便产生了膨胀浮肿现象。

饮食习惯导致眼睛肿了

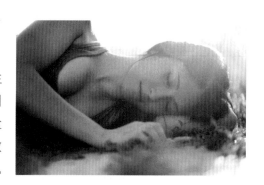

眼睛浮肿原因与饮食习惯和不良的生活作息密不可分。盐分会使水分滞留，引起淋巴循环趋于缓慢，所以长期食用高盐分或辛辣食物的人，毒素很可能无法有效排出体外，长期聚集自然出现难看的浮肿。

夫妻生活导致眼睛肿了

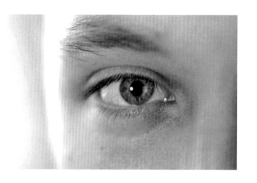

性生活时，由于高度紧张导致血管收缩，也会使眼部供血减少而加重眼睛的疲劳，从而使眼周发黑和眼睑浮肿。

眼睛肿了怎么快速消肿？下面介绍几种常用的方法：

■ 用冻牛奶冷敷快速消肿

把棉花团在冻奶中浸透，取出敷在眼上 5 分钟，然后再在眼皮上铺 2 片梨或菠萝，可以使眼睛消肿，使其变得更加明亮。

■ 用铁勺子冰敷快速消肿

如果觉得热敷冷敷麻烦，那可以事先拿个铁勺子放进冰箱冷冻室内，几小时后再拿出来在眼部从内眼角往太阳穴的方向冰敷，可以缓解哭过肿起的眼睛。

■ 用甘菊茶包快速消肿

用甘菊茶包放入冰箱冷却后取出来敷在眼皮上，能舒缓消肿。甘菊有镇静及排水的功效，除可去肿外，还可消除黑眼圈呢！缓解哭过肿起的眼睛。

■ 用生薯片快速消肿

将生薯切成薄片，或捣碎，将其敷在眼皮上，大约过 15 分钟后，用清水洗干净，这也不失为消肿的有效方法。

■ 用盐水敷眼快速消肿

在 500 毫升的温水中 (40℃就可以) 放入一茶匙的盐，把它搅拌均匀。把纱布放到盐水中浸泡，让它充分吸收盐水。之后把纱布叠成适当大小，敷在眼睛上 20 分钟就可以了。

■ 用热敷冷敷交替快速消肿

用毛巾沾热水，在不烫皮肤的情况下敷在眼睛上，不热的话，再重复沾湿，就这样循环几次热敷，然后再接着冷敷一会儿，利用热胀冷缩原理，可以让眼睛有所消肿。

■用小黄瓜快速消肿

小黄瓜具有紧肤、消除浮肿的作用，将小黄瓜洗净切片，若天气寒冷小黄瓜会有冰冷的感觉，所以不需要冷藏了，将切成薄片的小黄瓜敷在眼部，10 分钟后取下洗净即可。

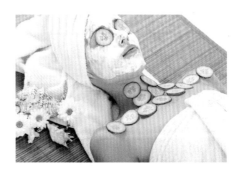

一条毛巾帮你告别"熊猫眼"

皮肤暗沉，黑眼圈愈来愈深？这是血液循环不良响起的警号。血液循环不良，会令身体老废物质无法排出，脸色黯沉、斑点增多、熊猫眼等问题就会接踵而来。要改善血液循环问题，涂抹昂贵的"瓶瓶罐罐"未必有效，反而一条热毛巾却是你的好朋友。透过泡过热水的热毛巾洗脸，可达到促进血液和淋巴循环，令毛孔打开，排出肌肤废物，告别熊猫眼！

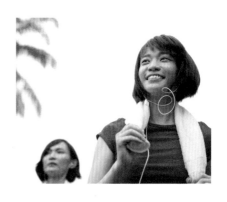

不要看轻一条热毛巾的功效，它可以达到美容功效，促进脸部与颈部间的血液循环、疏通淋巴，帮助皮肤排出多余水分和废物。废物排走，皮肤自然变明亮，回复光彩。只要用45～50℃的热水泡毛巾，用热毛巾擦眼、口、鼻、耳朵和脖颈等部分，就可刺激淋巴。6步骤热毛巾清洁法，将毛巾卷成圆筒状，用40～50℃的热水浸泡毛巾，拧干后摊开。

■ STEP 1

不用洗脸产品，直接将热毛巾摊开敷上全脸20秒钟，重复2次。如果毛巾变凉，可再用热水热一次毛巾。

■ STEP 2

将毛巾对折，用毛巾边角轻轻擦拭眼周、鼻子、嘴巴周围。

■ STEP 3

将毛巾叠成三角巾的形状，两端覆盖住耳朵，上下移动揉耳朵，促进血液和淋巴循环。

■ STEP 4

再从耳朵向下，往颈部垂直往下擦，动作保持轻柔即可，不用过大力。这个动作可以促进淋巴循环，排出多余水分，消除脸部水肿，适于容易脸部水肿的女生。

■ STEP 5

如果有黑眼圈问题，或是感觉眼睛疲劳，可将毛巾折成长方形，覆盖眼部，利用毛巾的温度消除眼部疲劳。

■ STEP 6

最后可趁着皮肤还残留着水气，使用乳液或乳霜，能提高产品的渗透力。

第 4 章

启动身体自愈力，"近视"一扫而光

近视眼、老花眼、青光眼这些疾病似乎离我们越来越近，尤其是对于近视眼的人来说，如何摘掉眼镜，除了手术似乎已经没有别的办法了。除了遗传因素，外部因素也直接关系到眼睛的状态。因此，要学会正确用眼、端正坐姿，从根源上杜绝近视。此外，通过穴位按摩，启动身体的自愈力，让"近视"问题一扫而光。

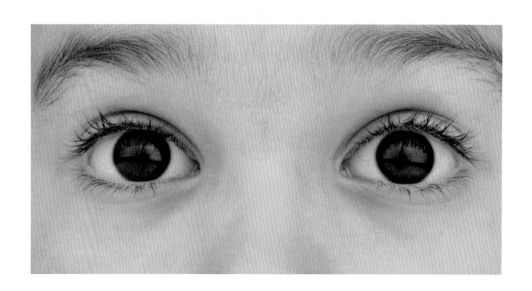

 ## 近视眼是怎样形成的？

近视眼的形成原因是很复杂的，近百年来，国内外许多学者对近视的研究日益深入，已取得了很大的成绩。现将有关近视形成的主要原因概述如下：

青少年近视眼的形成原因很多，但大多数人认为是后天（即环境因素）形成的，即由于读、写等近距离作业而引起的一种后天获得性近视，也就是说近视的发生和发展与近距离作业有着密切关系。近百年来，各国学者对近视眼的成因进行了大量的研究，比较一致地认为后天（即环境因素）在近视眼的发生和发展上起着重要作用，学习环境中照明标准达不到要求、课桌椅不符合卫生标准、课业过重、只求升学率不注意用眼卫生，使近视眼发生率增高。双生子之间、同一民族之间、在校学生和未就学的青年之间屈光差别很大，还有父母都无近视，但他们的下一代（20 岁左右）竟有 65% ~ 88% 的人发生近视，都说明了后天因素对近视成因的影响。也有人认为近视与先天遗传有关，但是较少见。儿童少年正在生长发育时期，眼睛的发育一般到 15 ~ 20 岁才基本完成，7 ~ 8 岁的儿童带着尚未发育成熟的眼睛走进学校，开始了繁重的近距离阅读工作，随着学年的增高，课程的加深，过度劳累而不注意用眼卫生，时间一久就很容易形成近视。

伤害现代人眼睛的罪魁祸首：蓝光

在中国，视力在 0.1 以下的重度近视人群及患有其他眼疾的人群正在朝着低龄化的趋势发展。在大约 10 年前，学校一个班级中戴眼镜或隐形眼镜的孩子还是占少数的，但为什么会演变成如今的状况？还有，在以前只有 60 岁以上的老人才会患的白内障、青光眼，如今却在 30 ~ 40 岁的青年人身上频频出现，甚至还有十几岁的孩子患上这些眼疾。而且在中国，仅仅为干眼症所困扰的人口数量就已超过了 1000 万，若算上飞蚊症等其他眼疾的患者，数量肯定会更高。

我们眼睛的健康问题骤增，眼睛的寿命不断缩减，其中一个很大的原因就是长时间使用电子产品。电脑、智能手机、便携游戏机等电子产品屏幕使用的是 LED 背光灯，这些灯发出的蓝光会给眼睛造成严重的伤害。蓝光是一种短波高能的可视光。有一种说法是，LED 背光灯屏幕的光能直射到眼睛深处的视网膜上，给眼睛带来较重的负担。与在日光灯下看书相比，这类屏幕的背光灯对眼睛和大脑的刺激要强烈数倍。现代人的眼睛从早到晚都被包围在显示器发出的强烈光线中，犹如"沐浴"在消防车的水柱下，一直在遭受虐待。

因此，市面上还出现了"防蓝光眼镜"，但很可惜，它们的效果并不大。因为那些产品最多只能抵挡三四成的蓝光，做不到 100% 的保护。最可怕的是，很多人以为戴上防蓝光眼镜就万事大吉，继续长时间盯着屏幕，反而加重了眼睛的负担。防蓝光眼镜还是不用为好，毕竟解决眼睛问题的根本原因远比用眼镜来防护有效得多。

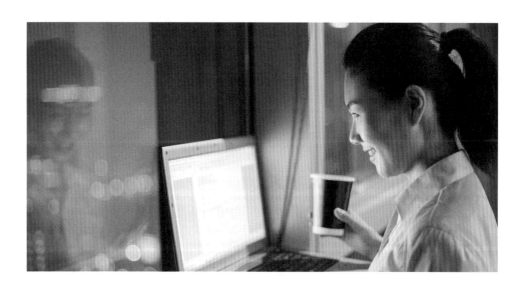

近视眼有哪些症状？

近视眼的主要症状是对远处的目标辨认不清，但有些从没戴过矫正眼镜的近视患者，对看远模糊已形成习惯，认为这是自然现象，而且满足于自己在近距离的较好视力，他们没有戴眼镜的要求。患近视的学生，由于看远不清，大多不喜欢室外活动，而对看书、绘画、雕刻等室内活动的兴趣较大，这是促使近视日益加深的一个因素。

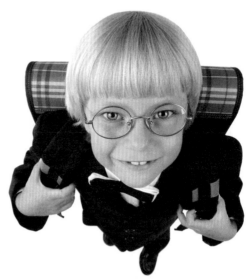

患近视眼的人路遇熟人不爱打招呼。患近视后，不易看清黑板上的字迹，常影响课堂学习效果。近视度数比较高的学生，有时会出现眼前黑影飘动、眼睛疲劳等症状，还有些人会出现两眼视力不一样，一个眼视力好，另一个眼视力差，这样看东西时，无意中只用好眼而使视力差的眼发生歪斜，不及时纠正就会形成弱视。如果近视度数逐渐增加发展成为高度近视，还会出现眼底病变，如视网膜萎缩、视网膜脱离、眼底出血等，以使视力遭到完全破坏而失明。近视产生之际，伴之而来的有 6 大危险信号：

（1）用脑思考或读书时，没有耐性，容易发呆，停滞不前。

（2）纵然花很多时间在书本上，成绩老是不转好，反而下降。

（3）经常有头痛、头重、疲劳之感。

（4）性格急躁，与朋友交往不融洽。

（5）对人、事、物的关心与关注已不像以前那样的热情。

（6）看书时，书本跟眼睛的距离，已接近 30 厘米的程度。

近视的初期有哪些表现？

人们一直认为，视力减退是"悄悄"地降临，等到发现视物模糊时，木已成舟。其实，在视力减退之前，近视的发生是有先兆的，有一些信号希望引起家长、老师和孩子的注意。近视初期的孩子一般有以下表现：

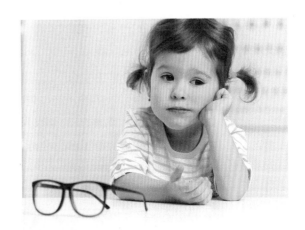

眼睛疲劳

有些孩子看书时间一长，就会出现字迹重叠串行，抬头看面前的物体，有若即若离、浮动不稳的感觉。有些孩子在长时间远望后再看近物体，或看近物时间长后再看远物体时，会出现短暂的视物模糊不清现象。这些都是眼睛睫状肌调节失灵的表现，是由眼疲劳所致。另外，有些孩子会反复发生睑板腺囊肿、睑腺炎或睑缘炎，虽然视力可达到5.0（1.0）以上，其实已经"奏响"了近视的序曲。

知觉过敏

在发生眼疲劳的同时，许多人伴有眼睛灼热、发痒、干涩、胀痛，重者疼痛向眼眶深部放射，甚至引起偏头痛，亦可引起枕部、颈项、肩背部的酸痛，这是由于眼部的感觉神经发生疲劳性知觉过敏所致。

全身神经失调

原来成绩好的孩子对学习突然产生厌烦情绪，听课时注意力不集中，反应有些迟钝，脾气变得急躁，对原来喜爱的东西也缺乏兴趣，学习成绩下降。晚上睡眠时多梦、多汗，身体容易倦怠，且有眩晕、食欲不振等症状，这些变化也是即将发生近视的信号。

近视眼有没有遗传性？

据统计，我国 13 亿人口中，近视眼的发生率高达 25%。其中，青少年近视眼居多，在中学就读的学生中有 70% ~ 80% 的近视。是否可以预防，就必须了解近视产生的原因及其他影响因素。一般认为，引起近视眼的原因归结起来不外乎遗传和环境两大因素。近视眼在发生和发展过程中，遗传因素起重要作用。有人做过大量的家庭人员统计，又叫家系调查，凡是家中父母双方有近视者，其子女有近视眼的百分比明显高于其他家系。另外，父母两方都高度近视 (600 度以上)，子女就几乎都是高度近视。近视眼与人种类别有关，近视率高的国家包括新加坡、日本、中国，这与基因有关。在由马来裔和华裔组成的新加坡，同样的生活环境下，华裔的近视率就比马来裔高出很多。

我国专家曾对双胞胎近视眼患病率进行调查，以双胞胎同时患近视或同时不患近视，即一致率，结果表明双胞胎近视眼一致率高于非双胞胎，这也说明近视眼是遗传性疾病。研究还发现高度近视眼的双亲家庭，下一代发生高度近视的概率很高，但对一般低度数的近视而言遗传倾向就不很明显。

综上所述，虽然近视眼有遗传因素的作用，但与目前近视眼防治工作并不矛盾，也并不否定保护青少年视力工作的重要性。虽然我们还不能轻易改造基因，不能改变遗传因素，但可通过外界的作用，如注意用眼卫生、改善照明、做眼保健操等措施影响基因的表现，从而改变原来类型。此外，由于认识到遗传因素的重要性，应把父母是高度近视的同学作为预防工作的重点对象。

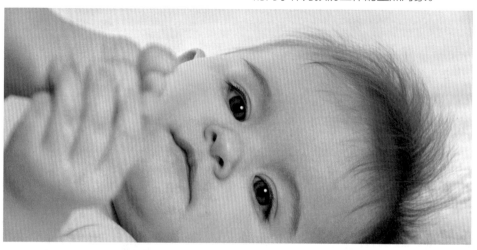

预防近视，从少年学生开始

近视的发病原因较复杂，但主要原因不外乎遗传与环境两大因素。目前，人们虽然还不能有效地利用遗传工程的方法去改造遗传基因，但经过努力去改善引起近视的不良环境因素，降低近视眼的发病率还是有可能的，尤其对青少年学生因不良的用眼习惯而引起的中、低度近视就显得更为重要。青少年学生的近视通过合理治疗，有的视力可完全恢复，有的可部分恢复，有的视力虽不能上升但能有效地控制其发展。那么，如何巩固这些疗效呢？节制近距离工作和学习，养成良好的读、写习惯。青少年学生近视眼的发生与过多地读写和近距离作业以及不良的用眼习惯有着密切的关系，由于青少年学生年龄小，调节能力很强，10～20岁的青少年眼的调节力可达到14.00～10.00屈光度，如将这些调节力大部分或完全用上，即可以看清楚7～10厘米距离的小字。这一阶段如不注意用眼卫生，过近和过多地读写引起过度的辐辏，过度的辐辏必然产生过度的调节，调节过度可导致睫状肌痉挛、晶体凸度和曲率增加，同时伴有眼胀、眼痛、视力下降等眼疲劳和假性近视症状，长期下去就可导致眼轴的延长而发展成真性近视。因此，预防近视眼首先应从节制近距离工作、学习和改善不良的用眼习惯着手。

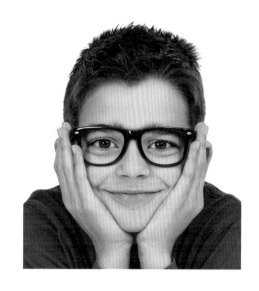

学校应注意全面贯彻落实党的教育方针，改进教学方法，减轻学生负担，切实控制学生的学习时间。每日学习时间与课外活动小学生不超过6个小时，中学生不超过7个小时，高中学生不超过8个小时。老师不应任意延长上课时间或借各种理由变相占用学生寒暑假休息时间，要严格控制课外作业的数量。应减少"一次性"看近的时间，最好不超过50分钟，稍微休息几分钟再继续近距离阅读或工作。

家长应经常检查、督促和教育孩子养成良好的用眼习惯，正确引导和启发孩子学习，不能为了望子成龙而强迫孩子加班加点去做一些额外的疑难习题而挤掉了孩子正常的活动和休息时间。

4 种类型的近视眼如何辨别？

目前国际眼科上将近视分为高度近视和一般单纯性近视。高度近视是与一般近视截然不同的两种眼病，两者有质的不同，而不是程度上的不同。一般单纯近视屈光度在 -600 度以下，根据调节因素的有无可分为假性近视、真性近视、中间型近视 3 个类型。

1. 高度近视（变性近视、病理性近视）

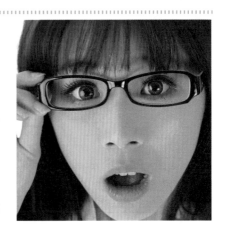

高度近视屈光度一般在 -600 度以上，通常为 -1000 度或更高。除了近视外，还常伴有玻璃状体发生混浊或液化，往往患者自觉眼前有黑影飘动。眼底表现近视性头弧形斑（严重的可发展为环形萎缩），后期形成巩膜后葡萄肿。近视眼底的色素分布不均，黄斑区可出现色素增生及出血，导致中心视力的严重破坏，矫正视力常达不到 1.0。在中年后常发生各种并发症，如视网膜脱离、核性白内障、单纯性青光眼等，视功能严重受到破坏。

2. 假性近视（功能性、调节性近视）

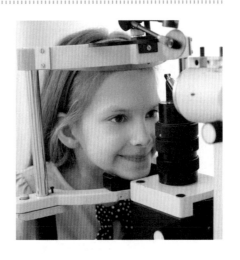

表面上远视力低于 1.0，近视力正常，应用近视镜片，可以矫正至 1.0 ～ 1.5，屈光度在 300 度以下，但使用睫状肌麻痹药（阿托品、后马托品）扩瞳后做双眼雾视法，近视屈光度消失，实质上是远视眼或正视眼。这类近视是由于调节紧张造成的，调节松弛后近视即消除，因此叫它假性近视。通常见于中小学生，年龄较小，发病时间较短，远视力波动很大，时高时低，时好时坏，这样的青少年近视眼是我们当前防治的主要对象。

3. 真性近视（轴性近视）

这类近视，远视力低于1.0，近视力正常；应用睫状肌麻痹药或双眼雾视法后，屈光度仍旧不变。主要是器质改变、眼轴延长造成，与调节亦无明显关系。多见于年龄较大、发病时间较长、屈光度较高者，治疗方法只有配合适度数的近视眼镜，注意用眼卫生，防止发展。

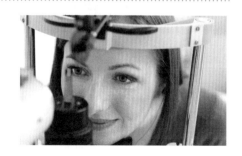

4. 中间型近视（真假混合近视、半真性近视）

这类近视，远视力低于1.0，近视力正常，应用睫状肌麻痹药或双眼雾视法后，近视屈光度数有所降低，但不能全部消失，这说明既有器质改变因素又有调节因素。调节松弛后减少的屈光度是调节紧张放松的结果，剩下的屈光度则是器质改变所造成的。这样的近视多见于中学生，也是治疗对象，主要是防止向高度近视发展。

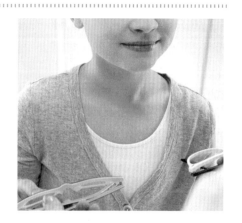

如何预防近视眼？

预防近视眼的方法已有很多，任何一种有利于减轻视力疲劳，放松眼调节的措施均可试用，当然还可以进行其他途径的探索，但均应科学合理，有益无害。近视眼发生有一定规律性，应当注意好发期的视力保健，通常包括学龄前期、生长发育期、怀孕期、围生期及患有某些全身疾病时，单纯性近视眼有明确的外因，即长时期近距离用眼，故减少视力负荷是预防工作的关键，通过对视力变化的定期监测及对视力进行定性检查，可以早期发现与确定预防对象。

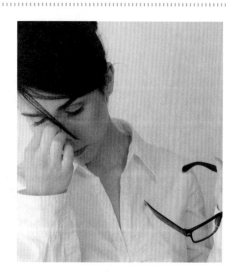

关注孩子视力，尽早发现弱视幼儿

　　眼睛是一个最宝贵的器官，眼睛是心灵的窗户，我们常常形容爱惜一件东西如同爱护自己的眼珠一样。保护眼睛要从小注意，要像保护生命那样保护幼儿的眼睛。儿童时期，全身都在发育，像眼睛这样娇嫩的器官，如果不注意保护，就容易发生毛病。由于幼儿的眼球发育不成熟，可塑性大，年龄小时有生理性远视，所以视近物时更需要调节，因此对各种不良的环境因素更敏感，容易受到影响，会使近视眼较早地出现。尤其是青少年，正在长身体、长知识，往往不大注意用眼卫生。由于不正确地使用眼睛，如看书时间过长、照明条件差、看书写字姿势不正确等等，导致晶状体长期频繁地调节或过度倾斜等，均会使眼部的肌肉过度疲劳、眼球不断充血、眼内压力增高等，从而影响眼的正常发育和正常功能。许多方面的调查已确切地证明，近视眼的发病率是随着年龄的增长而增加的，青少年比幼儿发病率高，近视程度也随之加深。这和不注意用眼卫生、视力负担过重有密切的关系，以致引起近视，日后对某些专业的学习，例如航空和体育等专业，就要受到限制，对将来的学习和工作，也都会有很大的影响。

　　此外弱视在幼儿中也是很常见的，它的治疗与年龄有密切的关系，年龄越小，治疗效果越好，在视觉异常刚出现时，立即进行治疗，效果好。由于在弱视幼儿中有2/3～3/4都不伴有斜视，因此，不易被发现，也很难得到及时治疗，这应该引起家长和幼教工作者的注意和警惕。人患弱视，就不可能有完善的视力和精确的立体视觉，会影响学习和生活。因此，父母、保育员和中小学教师们，要为幼儿创造良好的条件，保护和促进幼儿眼睛的发育。

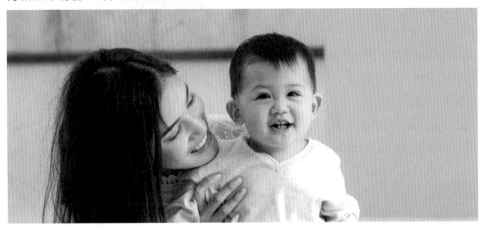

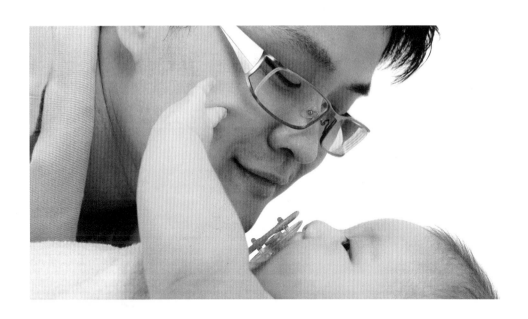

 ## 近视父母怎样预防宝宝近视

人们都知道近视眼是有遗传性的，父母都是近视眼的，后代几乎100%是近视眼；父母一方近视的，其后代出现近视的概率在50%以上。对如何避免父母近视传给下一代，目前还没有可靠的有效方法，但是，可以预防后代非遗传近视和遗传近视度的控制。研究发现，近视眼形成的原因有多种因素，可分为3大类：其一是父母的遗传；其二是出生时体重低和早产儿；其三是不良的用眼习惯。出生时体重低的婴儿和早产儿患近视眼的可能性最大。出生时体重低起因于胎儿发育迟缓，孕妇孕期营养不良、病毒感染、饮酒吸烟和多次妊娠等都会引起胎儿发育迟缓、新生儿体重不足。孕期患急性传染病和慢性疾病、孕晚期过性生活或过度疲劳都会引起早产。所以，孕妇的保健是相当重要的，它直接关系到胎儿的健康发育。孕妇要保证饮食营养丰富，并注意适当休息和避免病毒感染，这样才能保证胎儿正常发育和健康。胎儿发育良好，就能在很大程度上预防近视眼的发生。 一般来说，孩子尤其是幼儿都有不良的用眼习惯，如看电视时间过长、暗处看书、躺着看书、在动荡的车厢中看书、常玩手持游戏机和电脑等，都会使原本不近视的孩子发生近视，原本有遗传近视的，会加速近视的发展。因此，不管孩子有没有近视眼的遗传因素，都要让孩子养成正确使用眼睛的好习惯，这对预防和控制近视的发展有好处。

关于视力问题，专家来解答

Q 视力变差了，戴眼镜 VS 不戴眼镜？

A
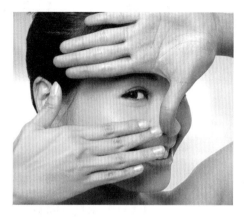

尽可能不要戴眼镜，千万不要视力一下滑就马上依赖眼镜。要尽可能依靠裸眼生活，同时进行本书视力恢复法锻炼。因为，一旦习惯了眼镜，大脑就会钻牛角尖，认为没有眼镜就看不见。戴上眼镜后，眼睛聚焦时过分依赖眼镜，会导致聚焦能力衰退。当然，情况确实需要的时候还是要戴上的。不戴也不要紧的情况下，最好还是摘下眼镜。眼镜本来就是在人们需要的时候才戴的，例如，开车时司机为能看清 100 米外的信号灯可以戴上眼镜。但如果在近距离看书时也同样戴上眼镜，就会导致睫状体疲劳。同理，眼镜的度数也不宜过高。

Q 肩酸、头痛、眼疲劳严重该怎么办？

A
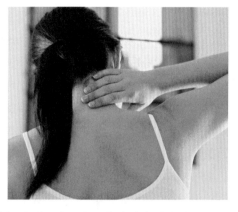

改善血液循环，消除眼睛疲劳吧。聚精会神地盯着一块小屏幕看，会导致眼睛极度疲劳。在持续紧张的状态下，眼睛血管会收缩，血液循环会变差。同时，包括眼睛在内，脖子以上的血液循环都会变差，从而引起肩膀酸痛和头疼等症状。血液循环变差后，氧的供应会进一步减少，使得肩酸头疼情况恶化，陷入恶性循环中。当眼睛里面出现疼痛，而又治不好时，是视神经受到压迫，有可能会演变成青光眼。若在医院接受检查被诊断为青光眼，请务必每天都坚持恢复训练。

Q 戴隐形眼镜好不好?

A 除了确实需要的时候，其他时间都尽量不要戴。眼睛不光会从血液中吸收氧，还会从空气中吸收氧。不论隐形眼镜再怎么宣传镜片的氧透过性高，它始终都是一块盖在眼睛上的盖子，眼睛从空气中吸收的氧的量都会因此而显著降低。整天都戴着隐形眼镜，很容易得干眼症。那些戴隐形眼镜导致眼角膜疼痛，疼得摘不下镜片

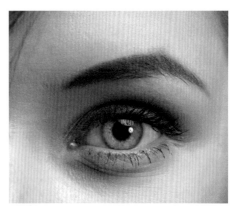

而跑去医院的人可是非常常见的。最近，有很多人都被打折吸引，买一些弧度不合的隐形眼镜；还有些人为了时尚戴上彩色隐形眼镜，明明视力没问题却非要给眼睛加个盖子。劣质的彩色隐形眼镜会让眼睛直接接触到染料，有些人眼角膜因此就沾上了染料，而且，染料的表面凹凸不平，有可能会伤到眼角膜。还有不少人以为隐形眼镜这种东西，度数差不多就可以了，然后在网上的打折商店里随便购买一款，结果戴上后近视急速加重。隐形眼镜一定要请眼科医生来配。

Q 使用电视、电脑时该注意些什么?

A 长时间一动不动地坐着，血管便会受到压迫，使脚出现麻痹。沉迷电视或电脑时，长时间保持同一个姿势，同样也会对眼睛造成负担。每隔 1 小时站起来，远眺一下最理想。如果忙到没有时间远眺，那就看向离自己座位两三米远的地方，找一个目标盯着看 10 秒，让眼睛休息一下，挂在墙上的画、观赏植物等都可以。总之，重

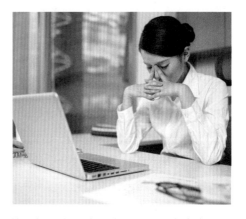

要的是要改变眼睛所看的距离。还有，看的目标可以不止一个，四周所有方向上的东西都可以作为目标，按顺序一路看过去。近距离观看大屏幕电视会给眼睛造成负担，坐在电影院最前排观看时眼睛会比平时疲劳也是出于同样的道理。

Q 干眼症该用什么眼药水好？

A 最好不要使用眼药水，眼药水只会加重眼睛的干燥程度。有些眼药水声称成分与眼泪相同，或是没有防腐添加剂，可以尽情使用。可无论这些眼药水再怎么宣传对眼睛无害，成分与眼泪相近，最好都不要使用。眼药水的功效只是清洗眼睛，绝对做不到保持眼睛湿润，也无法帮助眼睛吸收氧。眼药水还有一点不好，那就是它

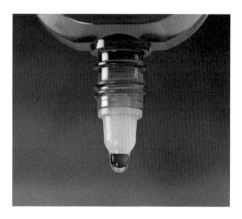

会把保护眼角膜的天然润湿成分眼泪洗掉。眼角膜失去眼泪的保护后，马上就会感觉干燥，然后又不得不用眼药水，形成恶性循环。眼睛干燥的话，就用热毛巾敷在眼睛上温暖双眼（注意不要烫伤），然后再做视力恢复训练，促进血液循环。眼睛若能得到充足的氧，制造眼泪的机能就会活跃起来。还有，当房间湿度过低时，光靠眨眼已无法充分湿润眼睛，眼睛很容易就会干燥。这时候进行空气加湿会带来很不错的护眼效果。把洗了的衣物晾到房间里，或是用马克杯（大柄杯子）装一杯水放到桌子上，都可以改变你周围的湿度。

Q 能接受 LASIK（准分子激光角膜原位磨镶术）手术吗？

A 希望大家在决定接受手术前，先改善一下眼部肌肉和血液循环的状况。每年都有数十万人接受矫正视力的 LASIK 手术。然而有一部分患者在接受手术后，出现疼痛等不良反应。有很多患者都投诉说术后视力又变回原样，或是失明了。实际对手术结果感到不满的人比统计数字要多得多。另外，希望大家了解：不消除缺氧这

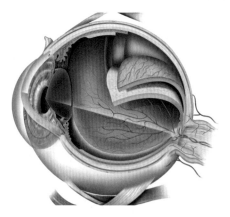

一根本原因就接受手术的话，可能会导致术后一周内视力回到术前的状态。既然要接受手术，何不在术前先改善一下血液循环状况，调整好眼睛的状态，反正又不会有损失。LASIK 是改变眼角膜弧度的手术，一旦做了，眼角膜就没法再恢复原样。

Q 对眼睛危害特别大的坏习惯有哪些？

A ①姿势不正确，长时间保持同一个姿势。现代人大都受使用电子产品的影响，弯腰驼背。驼背会对肺造成压迫，经常低着头会堵塞气管，使人无法进行深呼吸，导致缺氧。首先我们要对此多加留心，尽可能挺直背。还有，一直站着，或一直坐着，长时间保持同一姿势都会使血液循环不畅。

②饮水过度，常喝冷饮。近年来有一个健康法很流行，说是要每天喝 2 升以上的水。补充水分是件好事，但这里有个温度的问题。哪怕水是常温，温度也比体温低，在胃进行消化之前，还得先消耗能量给胃补足温度。要喝水就请喝与体温差不多的温水。夏天运动之后，喝点冷水倒也无妨。除此之外，就算是夏天，也得养成喝温水的习惯。

③经常熬夜，眼睛得不到正常休息。人的正常睡眠要保证在 7~8 个小时，才能保持人体各个器官的正常运转。长期失眠或熬夜的人，对眼睛的伤害特别大，除了会导致眼睛视力下降，还会引起眼疲劳、眼干涩、眼袋、黑眼圈等一系列眼部不适症状。

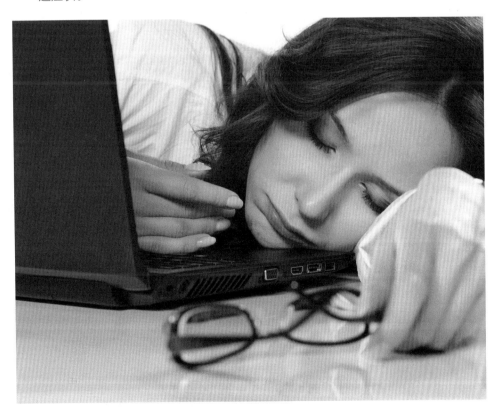

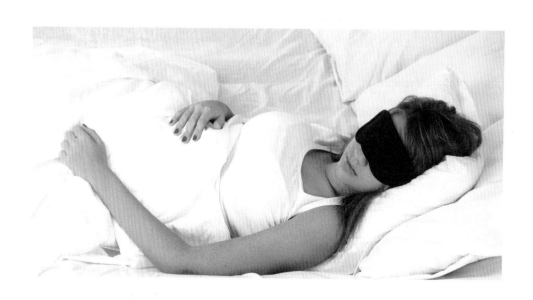

 ## 护眼产品改善近视，值得信赖吗？

　　眼贴、视力仪、近视按摩仪、磁疗、理疗、按摩……各种护眼产品又吸引了许多家长和学生的关注。这些产品是否真的如广告所宣传的那样有效？近视是否可以通过某些产品而治愈？

　　眼贴产品"不保证效果"。在某品牌眼贴的网站上，产品琳琅满目，并针对"青少年近视和视疲劳""中老年人因眼病引起的视力下降、眼睛干涩、酸胀等""近视、弱视、散光及视力下降者""用眼过度者"推出不同的套餐。"中国国家队护眼产品""国家跳水赛系列赛事护眼产品"的宣传，在网页上格外醒目。一款产品介绍中称，添加了"清热燥湿、泻火排毒的黄柏、冰片、薄荷脑，以及祛瘀止痛的丹参、清热解毒的野菊花"成分。客服表示，他们的眼贴主要作用是"缓解视疲劳，以及视疲劳引起的视力下降，眼睛干涩、发痒、酸胀、疼痛、流泪、视物模糊等，促进血液循环，补充眼部营养，对近视有一定的辅助治疗作用。"当被问及眼贴对近视的改善疗效是否有相关临床数据证明时，客服解释说，自己也不知道是否有临床数据，因各人吸收不同，不能保证一定能缓解或减轻近视程度，也不保证任何效果。

　　专家表示，近视的成因很复杂，从后天来说，加强身体素质，避免用眼过度，做眼保健操让眼部肌肉放松等，都能起到缓解视疲劳的效果。而 OK 镜等改变角膜屈光度的措施或产品，对近视是否有防治作用，目前还没有定论。

远离近视，注意 4 大细节

注意用眼的时间

看书、写字、学习、上网或看电视 40 ~ 60 分钟，就要停下来闭上眼睛休息一会儿，或向远处看景物，这样能使调节视力的睫状肌得到休息，及早恢复视力疲劳。

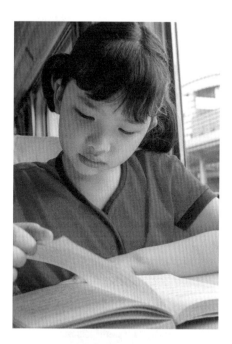

注意用眼的姿势

读书写字时坐姿要端正，桌凳的高低要合适。有些人习惯躺着看书，有些人习惯坐在车上或边走路边看书，还有的人习惯一边吃东西一边看书，这些都是不良的用眼习惯，应该及早纠正。

注意眼睛保健

坚持每天做眼保健操、晶体操、自我穴位按摩、雾视疗法，能预防近视。读书时间过长，头部不免前倾，低头过久后，引起眼球充血，颈部肌肉紧张。

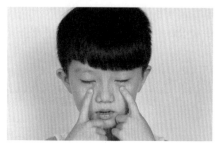

积极参加体育锻炼

儿童不要总待在室内，课间休息时可做做游戏、散散步、眺望远景等，使眼睛的调节肌肉得到松弛，缓解视疲劳。节假日，可以到户外爬山、打球、跑步、游泳，都是缓解眼疲劳的方法。

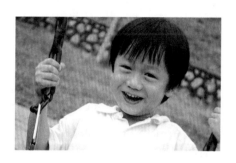

"触屏族"引发近视高发率

近视低龄化趋势严重

近年来，我国青少年眼睛患近视的人数越来越多，最新数据统计，按照年龄阶段划分，我国小学生近视率是 36%，初中生达到 65%，高中生攀升至 79%，而全国所有人群的近视率达到了 55%，这说明对于国人尤其是青少年来说保护视力成了刻不容缓的问题。

近视眼问题不容忽视，与 10 年前相比，孩子们近视状况呈现出 2 大特点：一是低龄化趋势明显。10 年前，被检查出近视的孩子年龄通常在 10 岁以上，而现在不少孩子在学龄前就被查出近视眼。二是同一年龄段近视度数升高。对于青少年来说，225 度以下是低度近视，225~425 度是中度近视，425 度以上是高度近视。

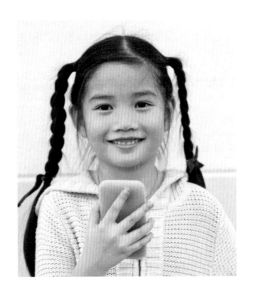

触屏电子产品加速眼睛近视率

今年 5 岁的小鱼，酷爱玩平板电脑中的"僵尸大战"，而且成绩颇佳，家长自豪孩子如此聪明，不予制止反而鼓励孩子玩。七八个月过去后，小鱼的眼睛渐渐看不清楚，玩游戏时也离电脑越来越近，到医院检查后才知道，小鱼的眼睛已经有 270 度的近视了。医生说："孩子刚生下来时，都会有 200 ~ 300 度的远视储备，而 5 岁的小鱼已是近视 270 度，这说明幼小的她眼睛调节了 500 多度，近视非常严重。"导致青少年眼睛近视的原因包括遗传、发育、外因 3 大因素，而如今，外因的比重迅速增大，专家认为，因玩触屏电子产品导致近视的未成年人越来越多，"触屏族""低头族"成为近视的高发人群。这是因为触屏光亮度大，画面色泽丰富，这将增加眼睛负担。

第 5 章
平衡膳食，
吃出健康亮眼

　　眼睛和身体的其他器官一样，也需要充足的营养供给。营养供给不足，也会直接影响眼睛的健康，例如膳食中缺乏维生素 A，会导致视力下降。想要保护眼睛，当然得先了解眼睛的喜好，选对眼睛钟爱的营养，才能起到事半功倍的效果。养眼就要从饮食下手，只要多吸收营养，我们都会拥有迷人的双眼。

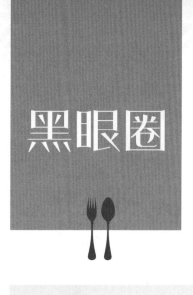

黑眼圈

黑眼圈是由于经常熬夜，情绪不稳定，眼部疲劳、衰老，静脉血管血流速度过于缓慢，眼部皮肤中的红细胞细胞供氧不足，静脉血管中二氧化碳及代谢废物积累过多，形成慢性缺氧，血液较暗并形成滞流以及造成眼部色素沉着，也就是我们常说的"熊猫眼"。年纪愈大的人，眼睛周围的皮下脂肪变得愈薄，所以黑眼圈就更明显。

｜饮食原则｜

增加优质蛋白的摄入

在饮食中增加优质蛋白质摄入量，每天保证 90 克以上蛋白质，富含优质蛋白质的食物有瘦肉、牛奶、禽蛋、贝类、虾等。

补充维生素 A 和维生素 E

多食富含维生素 A 的食物，如动物肝脏、奶油、禽蛋、苜蓿、胡萝卜、杏等。富含维生素 E 的食物有芝麻、花生米、核桃、葵花子等。

适当补铁

富含铁的食物有动物肝、海带、瘦肉等。此外，同时摄入酸枣、刺梨、橘子、番茄和绿色蔬菜等富含维生素 C 的食物可促进铁吸收。

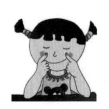

日常保健方法

1 / 每晚睡前若能用维生素 E 胶囊中的黏稠液对眼下部皮肤进行为期 4 周的涂敷及按摩，能收到消除黑眼圈、减轻衰老的良好效果。

2 / 日常饮食中经常咀嚼诸如胡萝卜及芹菜或口香糖等。

枸杞猪肝汤

枸杞可以滋补肝肾、明目、润肺、抗衰老，猪肝可以明目，两者搭配可补虚益精、清热祛风、益血明目，还可以预防肝肾亏虚所引起的黑眼圈。

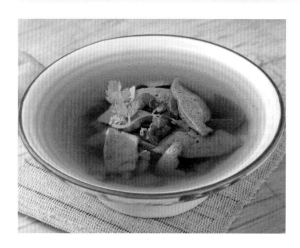

原料

枸杞50克，猪肝400克，生姜2片，盐少许。

制作

1. 清水洗净枸杞、猪肝、生姜；猪肝切片，生姜去皮切片。2. 将枸杞、生姜加适量清水，猛火煲30分钟左右，再放入猪肝。3. 待猪肝熟透，加盐调味即可。

当归鸡汤粥

当归鸡汤中富含优质蛋白质，能够促进细胞再生，因此经常食用可增加蛋白质的摄入，对于缓解黑眼圈的形成是有一定功效的。

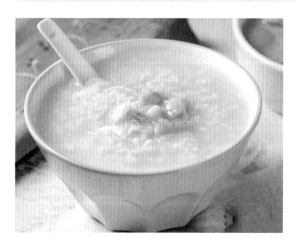

原料

当归10克，川芎3克，黄芪5克，红花2克，鸡汤1升，粳米100克。

制作

1. 先将前3味用米酒洗后，切成薄片装入布袋，加入鸡汤和清水，煎出药汁。2. 去布袋后加入粳米，用旺火烧开，再转用文火熬煮成粥。

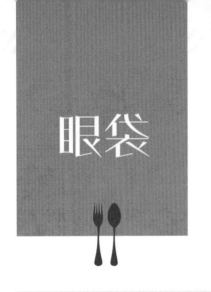

眼袋

眼袋就是下眼睑浮肿，由于眼睑皮肤很薄，皮下组织薄而松弛，大多数由于年龄增大而很容易发生水肿现象，从而产生眼袋。眼袋的形成有诸多因素，遗传是重要因素，而且随着年龄的增长愈加明显 。但是如果保养得好的话，眼袋也可以得到控制。

|饮食原则|

多摄取胶质和蛋白质

为组织细胞的新生提供必要的营养物质，补充肌肤维持活力所须的能量，如肉类、鱼类、蛋类均富含胶质和蛋白质。

多吃富含维生素 A 和 B 族维生素的食物

如胡萝卜、土豆、豆制品和动物肝脏。

多食利水消肿的食物

维持身体正常的新陈代谢，别忽略排出体内多余水分。利水消肿的食物有红豆、冬瓜、薏米、马蹄、萝卜等。

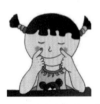

日常保健方法

1 / 平时常吃些富含胶原蛋白、优质蛋白、动物肝脏及番茄、土豆之类的食物，注意膳食平衡，可对此部位组织细胞的新生提供必要的营养物质，对消除下眼袋亦有裨益。

2 / 保证充足的睡眠。临睡之前少喝水，并将枕头适当垫高，让容易堆积在眼睑部的水分通过血液循环而分散。

卷心菜牛肉汤

牛肉性温，含有丰富的蛋白质，能有效地去除身体多余的水分。而卷心菜有疏通经络的作用，使气血不再积滞于局部，眼袋自然就消除了。所以这道卷心菜牛肉汤，可以补脾健胃，益气通络。

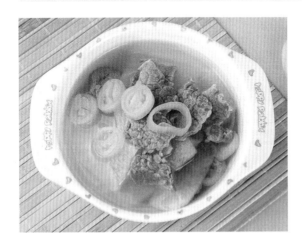

原料

牛肉300克，卷心菜、萝卜各150克，生姜、葱花各少许。

制作

1. 将牛肉洗干净后切块，连同姜片一起放入锅中，加入适量的水煮沸。
2. 把洗干净、切好的卷心菜与萝卜倒入锅中，煮至牛肉熟烂，撒葱花即可。

胡萝卜海带排骨汤

胡萝卜富含维生素A，它能维持上皮组织正常机能，改善黑眼圈。海带富含铁质，能促使血红蛋白的增加，从而增强其输送氧分和营养成分的能力，促进血液和营养的循环，缓解眼袋症状。

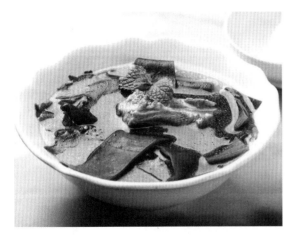

原料

胡萝卜、海带各80克，排骨250克，黄酒、葱、姜、蒜各少许。

制作

1. 胡萝卜去皮洗净切块，海带洗净。
2. 排骨洗净后加入适量黄酒，焯掉血水和浮沫。3. 将排骨、胡萝卜、海带、生姜倒入锅中，加适量清水，煲至排骨熟烂，加盐调味即可。

眼睛浮肿

脸部浮肿现象经常发生在血液循环代谢能力差的人身上，这个群族包括了习惯在睡前大量喝水的人、经常久坐不动的人、平常饮食习惯口味重的人、经常熬夜的人以及天生体质代谢差的人。影响所致便是血液循环系统效果变差，来不及将体内多余的废水排出去，水分滞留在微血管内，甚至回渗到皮肤中，便产生了膨胀浮肿现象。

饮食原则

香蕉能护眼

香蕉中含有大量的β-胡萝卜素。当人体摄入过多的盐分时，会导致细胞中存留大量的水分，这样可引起眼睛红肿，而香蕉中的钾可帮助人体排出这些多余的盐分。

冬瓜是除水肿的代名词

冬瓜中含有丰富的纤维素，因此也就具有促进大肠蠕动，促进排毒的功效，特别是对于眼部、下肢浮肿者更具有良好的养生保健功效。

陈皮、橘皮的营养价值令人吃惊

80%的维生素C都储存在果皮中，不仅能养护眼睛、还可以保护免疫系统，营养价值在柑橘果类中名列前茅。

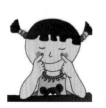

日常保健方法

1 / 饮食就要注意清淡，不要食用口味较重的食物。摄取过量的盐会令水分滞留体内，出现浮肿现象。

2 / 睡觉的时候如果垫高枕头睡，可以 有效避免水分积聚于眼部导致浮肿。

3 / 眼睛浮肿可用冰袋敷眼，也可用毛巾包着冰块直接冰敷3～5分钟,可收缩血管帮助眼睛消肿。

白术陈皮猪肚汤

　　白术功效补气健脾、燥湿利水；陈皮具有理气调中、燥湿化痰的功效；猪肚甘、温、功效补虚损、健脾胃。故此汤能健脾开胃，促进食欲，对于腹胀、纳食不香、消化不良者尤宜。

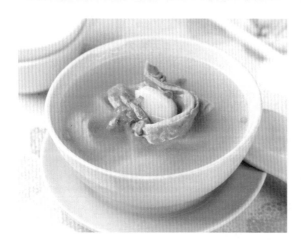

原料

陈皮6克，白术30克，鲜猪肚半个，生姜5片，蒜少许。

制作

1. 将猪肚洗净飞水，将全部原料放入汤煲内，加水2000毫升，煲滚后改用文火煲约1个半小时。2. 取出猪肚切件，放回锅内，再煲30分钟，调味即可。

竹笋银耳汤

　　竹笋味甘、性微寒，归胃、肺经，具有滋阴凉血、和中润肠、清热化痰、清热益气、利膈爽胃、利尿通便、养肝明目，也是消除浮肿的最佳食物；银耳能润肺养颜。

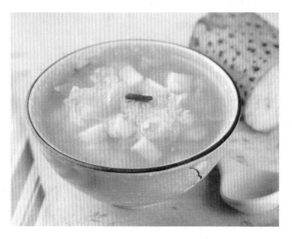

原料

竹笋300克，干银耳20克，鸡蛋1个，盐适量。

制作

1. 将竹笋洗净；干银耳泡发去蒂，鸡蛋打入碗中搅成糊。2. 锅中放水煮沸，倒入鸡蛋糊，加入竹笋、银耳，用小火烧5分钟，加盐调味即可食用。

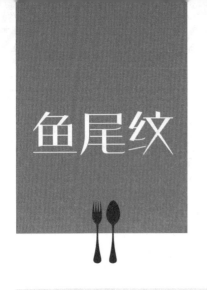

鱼尾纹

弹、弹、弹，弹走鱼尾纹，这是中年女人做梦都想实现的美丽，可是真正的鱼尾纹可不是这么容易就能赶走的。如今年轻人平时生活不规律，喜欢熬夜，吸烟喝酒，刺激皮肤，随着年龄的增长，鱼尾纹就悄悄爬上我们的脸颊。

| 饮食原则 |

吃多富含胶原蛋白的食物

这类食物主要有鸡爪、猪皮、猪蹄等，平时可以多用它们煮汤，这样身体更加容易吸收。

啤酒中富含 B 族维生素、糖和蛋白质

每天适量饮用啤酒，不仅能够让肌肤更加光滑，而且对搞定脸部的鱼尾纹问题很有帮助。

多吃瓜果蔬菜

丝瓜、香蕉、橘子、西瓜皮、西红柿、草莓等瓜果蔬菜对皮肤有最自然的滋润，去皱效果，又可制成面膜敷面，能使脸面光洁，皱纹舒展。

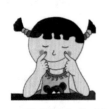

日常保健方法

干燥、寒冷、洗脸水温过高、表情丰富、生活不规律、吸烟等均可导致纤维组织弹性减退，从而加速眼部鱼尾纹的形成。因为冬季特有的干燥，以及季节交替过渡时，肌肤很容易受到刺激敏感，建议选择一些滋润效果较佳的眼部护理产品。

鸡骨汤

鸡骨中含有大量的硫酸软骨素，它是形成纤维细胞的重要成分，此外鸡爪中含有胶原蛋白，能有效改善鱼尾纹。

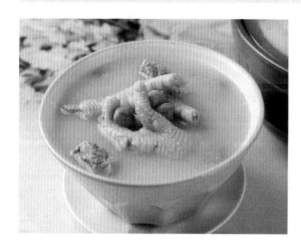

原料

鸡骨 3 根，鸡爪 2 个，花生 60 克，盐、鸡粉各适量。

制作

1. 将鸡骨洗净切块，鸡爪洗净，氽去血水；花生洗净，泡发。2. 锅中注水烧热，倒入鸡骨、鸡爪、花生，大火煮沸后转小火炖煮 2 小时，至材料熟烂，加盐、鸡粉调味即可。

葡萄汁

葡萄中含有许多抗衰老成分，它含有抗氧化剂、维生素、植物营养素和植物化学物质，可以保护和滋养我们的皮肤。

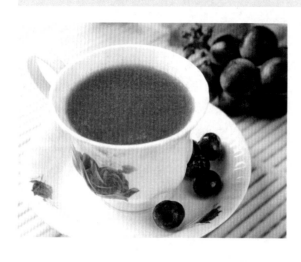

原料

葡萄 750 克，面粉适量。

制作

1. 葡萄摘粒，放到水里倒入少量面粉，泡 20 分钟，然后洗干净控水。2. 将葡萄连皮和种子放入手动榨汁机中榨汁，无需过滤，倒入杯中直接使用。

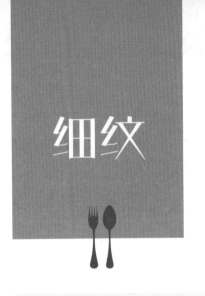

细纹

细纹在医学上为皱纹一类，而皱纹的形式有多种，形成的原因也不尽相同。以最容易出现细纹的眼部周围为例，多半皮肤很薄，容易因为缺水、日晒、眼部护理不当、化（卸）妆不当等因素影响，使得眼部周围的肌肤首先出现细纹。

丨饮食原则丨

多吃富含核酸的食物

富含核酸的食物有鱼、虾、牡蛎、蘑菇、银耳、蜂蜜等，常食可美颜祛斑，有效消除老年斑。补充核酸类食物，既能延缓衰老，又能阻止皮肤皱纹的产生。

多吃碱性的食物

酸性、碱性食物不是任凭口感决定的，而是指食物进入人体后最终呈酸性或碱性。碱性食品包括绝大部分蔬菜、水果、豆制品等。

补充胶原蛋白

富含胶原蛋白的食物有猪皮、猪蹄、甲鱼等。据营养学家们分析，每100克猪皮中含蛋白质26.4%，为猪肉的2.5倍，而脂肪却只有2.7克。

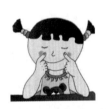

日常保健方法

维生素A能维持皮肤的柔韧和光泽。维生素C、维生素E均为抗氧化剂，可防止皮下脂肪氧化，增强皮肤表皮和真皮细胞的活力，避免皮肤早衰。铁和铜可使血液充盈皮肤，使皮肤获得足够的营养，避免皱纹的早期出现。注意摄入富含维生素A、维生素C、维生素E及微量元素铁、铜的食物，也有利于抗皱。

淮杞玉竹牛肉汤

牛肉中的蛋白质及氨基酸比其他肉食更接近人体的需要，它对修复组织等方面特别有效，对于改善眼部细纹也有一定帮助。玉竹养阴润肤、益胃生津，可补充肌肤水分，预防细纹的产生。

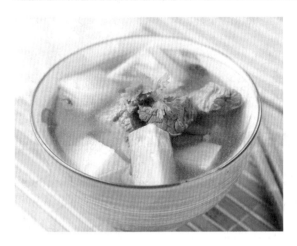

原料

淮山药 30 克，枸杞 10 克，玉竹 30 克，牛肉 150 克，盐适量。

制作

1.将淮山药、枸杞和玉竹分别洗净；牛肉洗净，切片。2.锅中倒入适量清水，加上以上材料，猛火煮沸，再转中火煲约 3 小时，再加入盐调味即可。

菊花茶

菊花茶，能明目和防止眼部出现小细纹，还能够吸收荧光屏的辐射。经常面对电脑的人，可以通过每天饮用菊花茶，来减少电脑对眼睛的伤害。

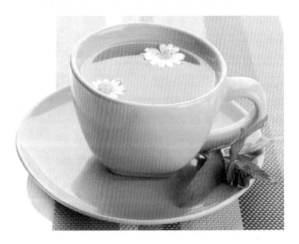

原料

菊花 10 克，冰糖 20 克。

制作

1.菊花沸水冲泡 10 分钟，加入冰糖搅拌溶化即可。2.每日 2 剂，代茶饮用，冲至无味。

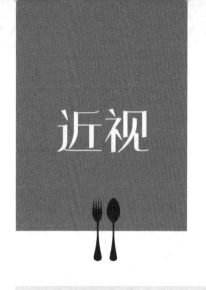

近视

近视是一个视力概念，指目光所及的范围内看不清远物、却看清近物的症状。在屈光静止的前提下，远处的物体不能在视网膜汇聚，而在视网膜之前形成焦点，因而造成视觉变形，导致远方的物体模糊不清。近视分屈光和轴性两类。其中屈光近视最为严重。屈光近视可达到 600 度以上，即高度近视。

| 饮食原则 |

补充蛋白质

眼睛的正常功能，衰老组织的更新，损伤后组织的修补，都离不开蛋白质。如果蛋白质长期供给不足，则会使眼睛组织衰老，功能减退，视力减退。

补充微量元素，尤其是钙和锌

钙是骨骼也是巩膜的主要构成成分。钙的含量较高对增强巩膜的坚韧性有重要作用。

多吃含维生素丰富的食物

缺乏维生素 B_2，眼睛就会怕光、流泪、发红、发痒。富含维生素的食物能保证眼睛视网膜和角膜的正常代谢。

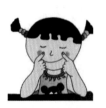

日常保健方法

1 / 避免长时间连续操作电脑，注意中间休息，通常连续操作 1 小时，休息 5 ～ 10 分钟。休息时可以看远处或做眼保健操。

2 / 保持良好的工作姿势。保持一个最适当的姿势，使双眼平视或轻度向下注视荧光屏。

3 / 不吹太久的空调，避免座位上有气流吹过，并在座位附近放置茶水，以增加周边的湿度。

猪肝羹

鸡蛋和猪肝都是富含蛋白质的食物，猪肝里含维生素 A 较多，可营养眼球，收到养肝明目的效果，适用儿童青少年性近视。

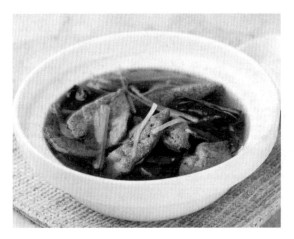

原料

猪肝100克，鸡蛋2个，菠菜10克，豆豉、葱白、食盐、麻油各适量。

制作

1.猪肝洗净，切成片；菠菜洗净切段。2.置锅中加水适量，小火煮至猪肝熟，加入菠菜、豆豉、葱白。3.打入鸡蛋，煮沸后拌匀，加入食盐、麻油调味。

枸杞肉丝

枸杞可滋补肝肾，润肺明目。猪肉富含蛋白质，通过补益身体，使气血旺盛，以营养眼内各组织。

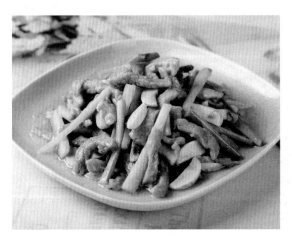

原料

枸杞100克，猪瘦肉300克，青菜50克，油、料酒、酱油、食盐、麻油各适量。

制作

1.将猪瘦肉洗净，切成细丝，青菜洗净切丝。2.热油上锅，待油七成热时，放入肉丝煸炒，加入枸杞、调料，翻炒几下，淋入麻油即可。

青菜蒸豆腐

上海青含有多种矿物质、维生素等营养物质，常食能起到保养眼睛、预防近视的作用。

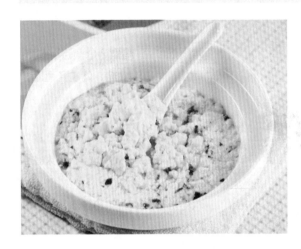

原料

豆腐 50 克，上海青 60 克，熟鸡蛋 1 个，盐适量。

制作

1. 上海青焯煮至其断生后捞出沥干，放凉后切碎，剁成末。2. 豆腐洗净压碎，剁成泥。3. 熟鸡蛋取出蛋黄，切成碎末。4. 豆腐泥、上海青、蛋黄末拌匀上浆，蒸至熟透即成。

奶香口蘑烧花菜

花菜可以增强肝脏的解毒能力，改善眼部的血液循环，保护视力。

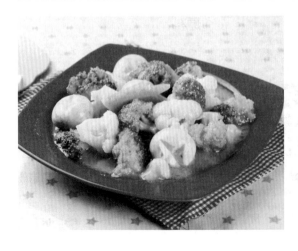

原料

花菜 180 克，口蘑 250 克，盐适量。

制作

1. 把洗净的花菜、口蘑切成小块。2. 锅中注水烧开，加入盐、口蘑，煮约 1 分钟。3. 用油起锅，倒入焯煮好的食材，翻炒匀，注入清水，翻炒至食材熟透，加盐炒至入味。

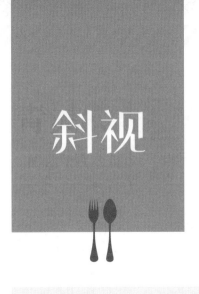

斜视

斜视是指两眼不能同时注视目标，属眼外肌疾病，可分为共同性斜视和麻痹性斜视两大类。共同性斜视以眼位偏向颞侧、眼球无运动障碍、无复视为主要临床特征；麻痹性斜视则有眼球运动受限、复视，并伴眩晕、恶心、步态不稳等全身症状。弱视与斜视有密切关系，单眼偏斜可致该眼弱视，而弱视又可形成斜视。

饮食原则

多吃绿叶蔬菜与水果

绿叶蔬菜可适当补充体内的叶绿素；水果能帮助儿童适当增加各种维生素的摄入，以促进视网膜和神经发育。

补充蛋白质

斜视患者应多吃瘦肉、禽肉、动物的内脏、鱼虾、奶类、蛋类、豆类等，它们含有丰富的蛋白质，而蛋白质又是组成细胞的主要成分。

适当补充铬元素

含铬丰富的食物有：豆类、小麦、蛋、鸡肉、猪肉、黄油。可将含铬、钙丰富的食物合理加入日常膳食中，以预防近视、斜视。

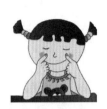

日常保健方法

做好眼睛卫生保健。小学应增设眼卫生保健课程，加强对儿童的眼生理保健知识的教育。举办"家长眼保健知识培训班"，引起家长对儿童斜视的高度重视。斜视可作为儿童入园或入学前体检的常规项目，如发现有斜视或弱视、屈光不正等应及时给予矫正治疗。

奶酪蘑菇粥

菠菜中富含叶绿色，胡萝卜富含胡萝卜素，搭配食用可以帮助人体维持正常视力和上皮细胞的健康，增强免疫力，还能清肝明目，改善眼病。

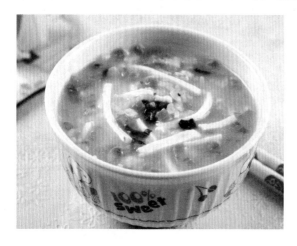

原料

大米100克，肉末50克，口蘑30克，菠菜、胡萝卜各50克，奶酪少许。

制作

1.将洗净的口蘑切成丁，洗好的胡萝卜、菠菜切成粒，奶酪切成条。

2.汤锅中注水烧开，倒入大米，放入胡萝卜、口蘑，烧开后转小火煮30分钟至大米熟烂。3.倒入肉末，拌匀，再下入菠菜，煮至沸腾即可。

胡萝卜炒口蘑

口蘑与胡萝卜同食，可以促进胡萝卜素在人体内的转化和吸收，有助于保护眼睛。

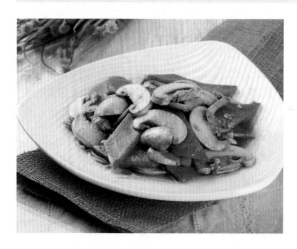

原料

胡萝卜120克，口蘑100克，姜片、蒜末、葱段、盐、油各适量。

制作

1.将口蘑、胡萝卜均洗净，切片。

2.热锅注油，加入姜片、蒜末，倒入切好的胡萝卜、口蘑，大火快炒，炒至半熟后加盐、葱段，转小火炒至熟透即可。

白菜炖豆腐

豆腐富含蛋白质和铬元素，搭配白菜，营养更全面，经常食用有益于维护视力健康。

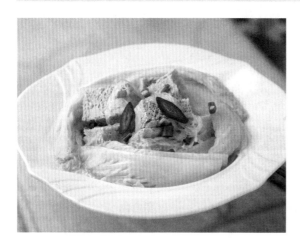

原料

豆腐 300 克，白菜 200 克，葱、姜、蒜、盐、食用油各适量。

制作

1. 豆腐洗净，切方块；白菜洗净，对半切。2. 用油起锅，放入豆腐，煎至焦黄，盛出。3. 爆香姜片、蒜片、葱段，注入水，放入豆腐、白菜，炖至熟软，加盐调味即可。

西瓜翠衣炒鸡蛋

鸡蛋可抑制眼睛晶状体内的过氧化脂反应，缓解眼部疲劳，西瓜翠衣可清热解毒，斜视患者可常食。

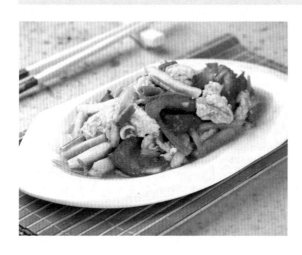

原料

西瓜翠衣（西瓜皮）200 克，西红柿 120 克，鸡蛋 1 个，葱断、蒜末、盐各少许。

制作

1. 西瓜皮、西红柿洗净，切块备用；鸡蛋打散调匀。2. 锅中注油烧热，倒入蒜末、芹菜，放入西红柿、西瓜皮，翻炒至熟；加入鸡蛋，炒匀调味。

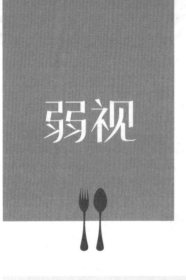

弱视

眼部内外没有器质性病变而矫正视力达不到正常（低于 0.9）者称为弱视。弱视是在视觉发育期间，由于各种原因，如斜视、屈光不正、先天性白内障等，造成视觉细胞的有效刺激不足，视觉发育受到影响，从而造成矫正视力低于同龄正常儿童。双眼弱视是出生后至 9 岁期间逐步发展形成的，弱视通常为单侧，也有双侧的。

|饮食原则|

保证维生素 A 的摄入量

维生素 A 是构成视觉细胞中感受弱光的视紫红质的组成成分，保证维生素 A 的摄入即是保护视力。维生素 A 为脂溶性维生素，过量食用会导致中毒。

补充维生素 B₂

如干酪、牛奶、蛋类、瘦肉、酵母、扁豆等食物，都是含维生素 B_2 比较丰富的，弱视孩子常食能增进视力，缓解视疲劳。

忌食煮太久的蛋白质类食物。

煮太久的蛋白质类食物会产生不利于消化的物质，同时还会阻碍机体对维生素的吸收。

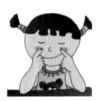

日常保健方法

1 / 别让眼睛受伤。房间里比较尖利的东西最好放到孩子接触不到的地方，孩子活动的时候也要注意避免其碰伤。

2 / 阳光强烈的时候注意保护孩子的眼睛。尽量避免让孩子接触强烈的阳光，可以让其佩戴太阳镜。

3 / 3 个月内的宝宝最好不要给他用日光灯，可以在床头准备一个小台灯，把灯光转向墙的方向。

虾米冬瓜汤

虾米富含钙质，冬瓜利水消肿，花菇富含维生素 A，此汤品有助于增强巩膜的坚韧性，增强视力。

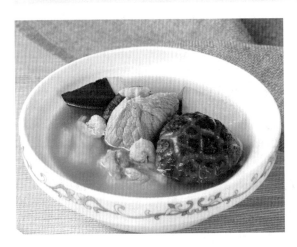

原料

冬瓜 400 克，水发花菇 100 克，瘦肉 150 克，猪肝 50 克，鸡蛋 1 个，虾米、姜片、盐、葱白各适量。

制作

1. 冬瓜、瘦肉切好备用；花菇洗净；猪肝洗净切片。2. 砂锅注水，倒入猪肝、瘦肉、花菇，加入冬瓜块、虾米、姜片，煮至冬瓜熟烂，加盐调味即可。

菊花胡萝卜汤

菊花清淡味美，可清肝明目，久服能使人长寿，胡萝卜搭配菊花煮汤，还有益肝明目之功效。

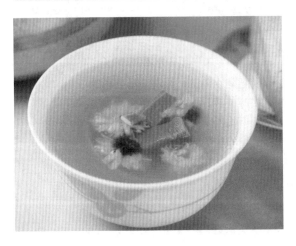

原料

胡萝卜 65 克，高汤 300 毫升，菊花 15 克，葱花、盐、鸡粉各少许。

制作

1. 胡萝卜洗净去皮，切块备用。2. 砂锅中注水烧热，倒入高汤，拌匀，放入胡萝卜，烧开后用小火煮约 20 分钟。3. 倒入洗好的菊花，拌匀，煮出香味，加入盐、葱花、鸡粉调味。

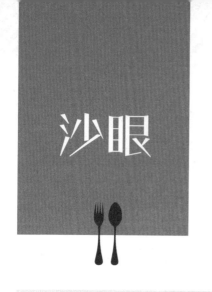

沙眼

沙眼原发感染，愈后可不留瘢痕。沙眼在慢性病程中，常有急性发作，可能就是重复感染的表现。多次的反复感染，加重原有的沙眼血管翳及瘢痕形成，甚至睑板肥厚变形，引起睑内翻倒睫，加重角膜的混浊，损害视力，甚至会失明。

| 饮食原则 |

多吃富含维生素 B₂ 的食物

如奶类及其制品、动物肝脏、动物肾脏、蛋黄、鳝鱼、板栗、胡萝卜、香菇、紫菜、芹菜、橘子等富含维生素 B₂ 的食物。

忌腥膻发物

腥膻发物会加重脾胃蕴热，诱发本病的发生或促使病情发展。因此，羊肉、牛肉、鹿肉、猪头肉、鸡公肉等"发物"忌食。

多吃养肝明目的食物

多吃养肝明目的食物，如枸杞子、枸杞叶、动物肝脏、桑葚等。

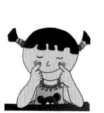

日常保健方法

1 坚持一人一巾一帕，使用的手帕、毛巾要勤换洗，把手帕、毛巾先用开水煮沸 10 分钟左右，然后再用肥皂水清洗，漂洗干净后再晾干。

2 勤洗手。抹上肥皂后应该洗一会儿，还要注意手指缝、指甲缝的清洁。

3 尽可能采用流水洗手、洗脸，不用脏手、衣服或不干净的手帕擦眼睛等。

芹菜白萝卜汁

芹菜富含维生素 B_2，白萝卜清热解毒、健脾养胃，常食可改善眼部疾患，适合沙眼患者食用。

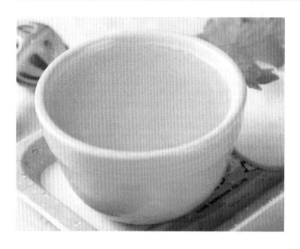

原料

芹菜 45 克，白萝卜 200 克。

制作

1. 将洗净的芹菜切成碎末状，洗好去皮的白萝卜切成丁，备用。2. 取榨汁机，选择搅拌刀座组合，倒入切好的芹菜、胡萝卜，注入温开水，选择"榨汁"功能，榨取蔬菜汁。3. 断电后倒出蔬菜汁，滤入碗中即可。

板栗煨白菜

板栗富含维生素 B_2，白菜具有护肤养颜、清热解毒、开胃消食等功效，适合沙眼患者食用。

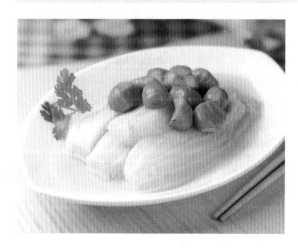

原料

白菜 400 克，板栗肉 80 克，高汤 180 毫升，盐、鸡粉各少许。

制作

1. 将洗净的白菜切开，再改切瓣，备用。2. 锅中注水烧热，倒入高汤，放入板栗肉，拌匀，放入切好的白菜，加盐、鸡粉调味，用大火烧开后转小火焖15分钟，至食材熟透。

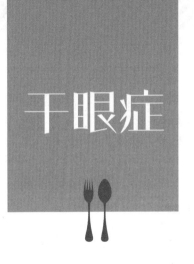

干眼症

干眼症是指任何原因造成的泪液质或量异常或动力学异常，导致泪膜稳定性下降，并伴有眼部不适和（或）眼表组织病变特征的多种疾病的总称，又称角结膜干燥症。常见症状包括眼睛干涩、容易疲倦、眼痒、有异物感、痛灼热感、分泌物黏稠、怕风、畏光、对外界刺激很敏感。

| 饮食原则 |

多饮水

上班族每天长时间工作在电脑前，通常开着空调，工作环境比较干燥、空气流通不畅，易造成眼睛缺氧，易患干眼症，因此要多饮水。

多吃富含维生素的食物

多吃核桃、青菜、大白菜、空心菜、西红柿及新鲜水果，能有效预防因维生素缺乏引起的干眼症。

补充叶黄素

叶黄素是构成人眼视网膜黄斑区域的主要色素，能促进眼睛微循环，缓解眼疲劳、干涩等症状。蛋黄、猕猴桃、绿叶蔬菜、玉米等都富含叶黄素。

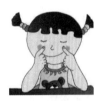

日常保健方法

让眼睛多"开小差"。少年期的孩子上课时注意力高度集中，学业占据了所有的课余时间，眨眼次数大大降低，造成血管神经调节紊乱，眼角膜因此变得干燥不堪，结膜充血。应每隔1小时至少让眼睛休息一次，并且坚持做眼保健操，帮助减轻眼部疲劳，让眼睛转动转动，然后闭眼休息，或眺望远方。

红枣煮鸡肝

鸡肝具有维持机体正常生长和生殖机能的作用,还能保护眼睛,防止眼睛干涩。红枣富含维生素 E,可益气养血,抗氧化,延缓眼睛衰老。

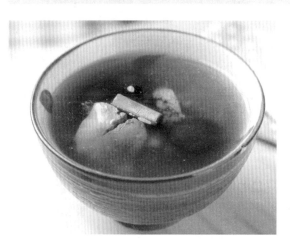

原料

鸡肝150克,红枣4粒,葱段、姜片、盐、鸡粉、胡椒粉、料酒各适量。

制作

1.鸡肝洗净,切块,用料酒、盐、鸡粉、胡椒粉腌渍10分钟。2.砂锅中注入适量清水,倒入鸡肝、红枣、姜片、葱段,用大火煮开后转小火煮30分钟即可。

花菜菠萝稀粥

花菜是防癌抗癌的佳品,且富含叶黄素,能改善眼部的血液循环,缓解眼疲劳。菠萝养阴生津,可以缓解眼干眼涩的症状。

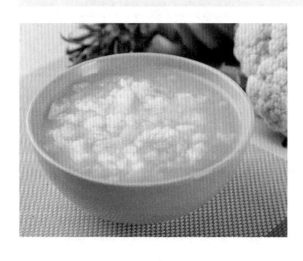

原料

菠萝、花菜各150克,大米100克。

制作

1.将处理好的菠萝和花菜洗净备用。2.砂锅中倒入洗净的大米,加水600毫升,小火煮30分钟。3.倒入花菜,续煮10分钟后倒入菠萝,拌匀,大火续煮5分钟。4.关火后盛出煮好的稀粥即可。

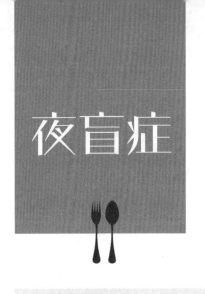

夜盲症

夜盲症俗称"雀蒙眼"，指在夜间或光线昏暗的环境下视物不清，行动困难。夜盲症为一种遗传性进行性慢性眼病，多发生于近亲结婚之子女，以 10 ~ 20 岁发病较多，常双眼发病，男性多于女性，一家中可数人同患此病。若发生于晚年，进行则较缓慢，发生愈早，进展愈快，医后不良，终至完全失明。

┃饮食原则┃

科学安排营养饮食

特别对婴儿和发育时期的青少年，应提倡食品多样化，除主食外，副食方面包括鱼、肉、蛋、豆类、乳品和动物内脏以及新鲜蔬菜之类，都应该有。

摄入充足的锌、蛋白质和热量

缺锌时会影响眼睛对黑暗的适应能力，肉类和红葡萄酒里的含锌量比较多。

多食富含维生素 A 和胡萝卜素的食物

维生素 A 主要来源于动物性食物，如各种动物的肝脏、蛋黄、乳类都含有较丰富的维生素 A。

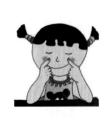

日常保健方法

1 夜间尽量不要活动。夜盲症患者在夜间或光线昏暗的环境下视物不清，行动困难，所以需要避免夜间活动，以免发生意外。

2 注意补充维生素 A 的量。维生素 A 为脂溶性维生素，进入人体后不易排出，夜盲症较轻者尽量多进食富含维生素 A 的食物，当确实需要通过维生素 A 片补充时，请在医生的指导下服用，以免发生维生素 A 中毒。

鲜奶玉米汁

牛奶富含维生素 D，搭配玉米同食，能改善眼睛视物昏暗的症状。

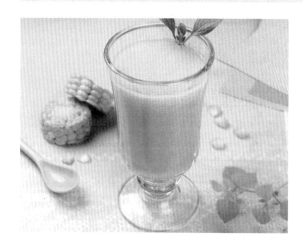

原料

鲜奶 60 毫升，玉米粒 80 克。

制作

1.备好榨汁机，倒入洗净的玉米粒，注入鲜奶，加入凉开水，调转旋钮榨汁。2.将榨好的玉米汁过滤，倒入碗中，待用。3.热锅中倒入过滤好的玉米汁，用大火煮沸后倒入杯中即可。

菠菜圣女果汁

圣女果富含维生素 C 和番茄素，可改善视力，菠菜富含多种矿物质，可养肝明目，是治疗夜盲症的首选食材。

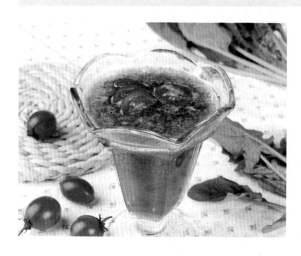

原料

菠菜 200 克，圣女果 100 克。

制作

1.菠菜洗净，切段；圣女果洗净。2.沸水锅中倒入菠菜段，汆烫至断生，捞出，沥干水分，装盘。3.榨汁机中倒入菠菜段，放入圣女果，注入 80 毫升凉开水，榨约 20 秒制成蔬果汁。

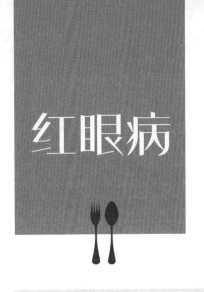

红眼病

红眼病又称结膜炎，是结膜组织在外界和机体自身因素的作用而发生的炎性反应的统称。虽然结膜炎本身对视力影响并不严重，但是当其炎症波及角膜或引起并发症时，可导致视力的损害。根据结膜炎的病情及病程，可分为急性、亚急性和慢性三类。自觉症状常有眼部异物感、烧灼感、发痒和流泪等。

|饮食原则|

多吃具有清热、利湿、解毒功效的食物

常食菊花、马兰头、枸杞叶、冬瓜、苦瓜、绿豆、荸荠、香蕉、西瓜等食物，能辅助治疗红眼病患者结膜充血、水肿等症状。

忌酒

红眼病属于风热邪毒或兼胃肠积热侵犯肝经，上攻于目所致。黄酒、果子酒、米酒、啤酒等会助长邪热毒气，犹如火上浇油。

多食富含 B 族维生素的食物

B 族维生素是维护神经系统的正常功能的重要物质，有保护眼睑、结膜、球结膜和角膜的作用。

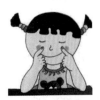

日常保健方法

 注意卫生。养成勤洗手的好习惯，不要用脏手揉眼睛，要勤剪指甲，洗手时留意清洁指甲缝。

2 发现红眼病患者，应及时隔离，直到眼睛红肿、分泌物多的症状减轻，并且接受 24 小时观察后才能和其他人接触。

3 患红眼病时除积极治疗外，应少到公共场所活动，不共用毛巾、脸盆等，所有用具应单独使用。

哈密瓜南瓜稀粥

南瓜具有保护视力的功效，搭配哈密瓜同食，能辅助治疗红眼病患者结膜充血。

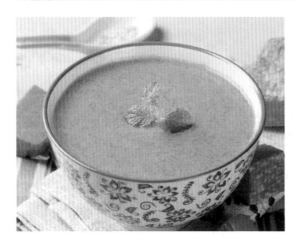

原料

大米100克，南瓜、哈密瓜各100克。

制作

1.南瓜洗净去皮，切成粒，哈密瓜洗净去皮，切成丁。2.砂锅中注水烧开，倒入大米、南瓜、哈密瓜，大火煮沸后转小火煮40分钟。3.搅拌至粥浓稠即可盛出食用。

牛奶蛋黄粥

蛋黄含有丰富的B族维生素，具有保护视力、益智健脑等功效。

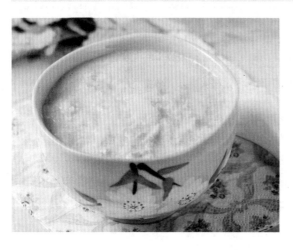

原料

大米100克，牛奶1杯，熟蛋黄30克，盐适量。

制作

1.将熟蛋黄切碎，备用；砂锅中注水烧开，倒入大米，煮至大米熟软。2.放入熟蛋黄，倒入牛奶，加盐，搅匀调味，略煮片刻至粥稠入味。

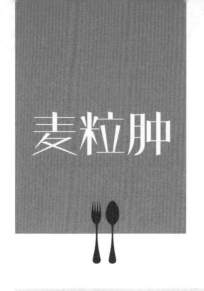

麦粒肿

麦粒肿又称睑腺炎，系指睑腺急性化脓性炎症，临床以疼痛、肿胀、多泪为其特点。按其发病部位分外睑腺炎与内睑腺炎，祖国医学称针眼、土疳。大多为葡萄球菌，特别是金红色葡萄球菌感染眼睑腺体而引起。患处呈现红、肿、热、痛等急性炎症表现，疼痛程度常与水肿程度成正比。

| 饮食原则 |

注意饮食和卫生

饮食要有节，定时定量，不要乱吃零食，不要挑食偏食，注意全面营养，以增加机体的抵抗力。

补充维生素 A

维生素 A 是维护皮肤组织健全所必需的营养物质，如果维生素 A 缺乏，眼睑皮肤抵抗力就会下降，容易受到细菌的侵袭。

少食甜腻的东西

如冷饮、年糕等，因为这些东西容易损伤脾胃。

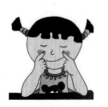

日常保健方法

1 / 在脓头未形成之前可作热敷，以促进化脓，轻的炎症可在热敷后完全消除。全身及局部使用抗生素也可促进炎症的消除。

2 / 一旦脓头出现就及时切开排脓，不要等到自行破溃，这样可以减少患者的疼痛，缩短疗程。

3 / 当脓头出现时忌用手挤压，因为眼睑血管丰富，眼的静脉与眼眶内静脉相通。

鸭胗炒上海青

上海青可以清热解毒，保持血管弹性，改善便秘，对皮肤和眼睛的保养有很好的效果。

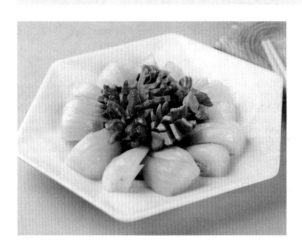

原料

卤鸭胗120克，上海青150克，油、盐、鸡粉、水淀粉、料酒各少许。

制作

1.上海青切成小瓣，将卤鸭胗切成小块；锅中注水烧开，加油、盐，放入上海青，焯熟捞出待用。2.用油起锅，倒入鸭胗，淋入料酒，倒入上海青，加入调料，炒匀炒透。

胡萝卜糊

胡萝卜含有维生素A、B族维生素，能提高眼睑皮肤的抵抗力，免受细菌侵袭，还能清热解毒，对小孩因感染细菌引起的麦粒肿有一定的防治作用。

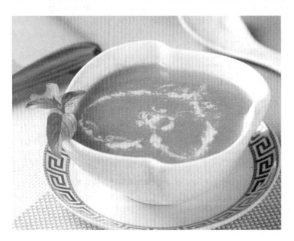

原料

胡萝卜碎100克，粳米粉80克。

制作

1.将胡萝卜碎倒入榨汁机中，注入清水，榨汁，装在碗中待用。2.将粳米粉装入碗中，倒入胡萝卜汁，边倒边搅拌，调成米糊。3.锅置于旺火上，倒入米糊，拌匀，使食材成浓稠的黏糊状。

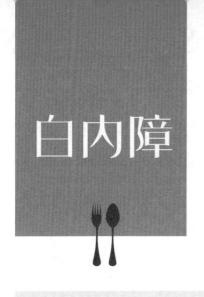

白内障

人的眼球内有一个形似双凸透镜并富有弹性的透明体，凡是各种原因如老化、遗传、局部营养障碍、免疫与代谢异常、外伤、中毒、辐射等，都能引起晶状体代谢紊乱，导致晶状体蛋白质变性而发生混浊，称为白内障。一般情况下白内障病人眼睛没有红肿、疼痛症状，只表现为视力减退，看东西模糊并逐渐加重。

| 饮食原则 |

摄入足够的维生素 C

维生素 C 具有防止白内障形成的作用，它可减少光线和氧对晶状体的损害。如果维生素 C 摄入不足，易于引起晶状体变性。

补充维生素 E

血液中维生素 E 含量低也会促发白内障，维生素 E 降低时会增加氧化反应，易使晶状体的蛋白质凝集变为混浊。

补充微量元素硒

人视觉的敏锐程度与硒有直接关系，缺硒能诱发晶体混浊而致白内障，这早已为科学家所证实。富含硒的食物有动物肝、肾、心、鱼虾、乳类、蛋黄等。

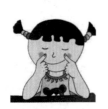

日常保健方法

1 预防糖尿病。糖尿病是一个非常复杂的代谢性疾病，由于异常糖代谢物质在细胞内聚集，引起细胞水肿，出现晶状体的混浊形成白内障，其特点是白内障进展较快，常常双眼同时发病。故积极预防糖尿病是防止白内障发生发展的关键。

2 做好眼部防晒。用墨镜和宽边帽进行防护，以减少紫外线的辐射。

西红柿柚子汁

柚子、西红柿均富含维生素 C 和维生素 E，可减少光线和氧对晶状体的损害，具有防止白内障形成的作用。

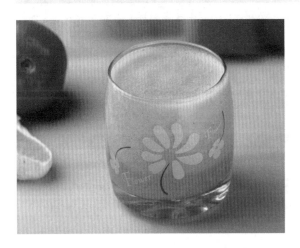

原料

柚子肉 80 克，西红柿 60 克。

制作

1. 西红柿煮沸去除表皮，将柚子果肉切成小块，备用。2. 取榨汁机，倒入备好的柚子、西红柿，注入适量矿泉水，通电后选择"榨汁"功能，搅拌一会儿，榨出蔬果汁，倒入玻璃杯中即成。

石斛银耳猪肝汤

猪肝含有维生素 B₁、烟酸、铁、硒等营养元素；银耳、石斛滋阴养肝，抗氧化的作用；红枣富含维生素 E，并益气养血；三者搭配，可有效改善白内障。

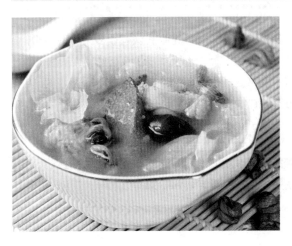

原料

猪肝100克，银耳20克，石斛15克，排骨段 45 克，红枣 3 枚，姜少许。

制作

1. 银耳泡软，洗净，撕成小片；石斛、红枣洗净。2. 排骨、猪肝，氽去血水，捞出；3. 砂锅中注水烧热，倒入排骨、猪肝、姜片、红枣、石斛、银耳，煮约2小时，加盐，煮至汤汁入味。

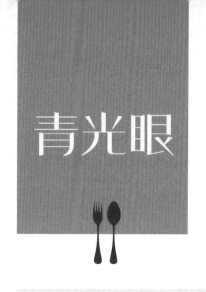

青光眼

青光眼是眼内压调整功能发生障碍使眼压异常升高，因而产生视功能障碍，并伴有视网膜形态学变化的疾病。因瞳孔多少带有青绿色，故有此名。青光眼是眼科一种疑难病，种类很多，常见的分急性和慢性两类，其中女性急性充血性青光眼较多，是一种眼内压增高且伴有角膜周围充血、瞳孔散大、眼压升高、视力急剧减退等为主要表现的眼痛。

┃饮食原则┃

进食蜂蜜

急性青光眼可每日食蜂蜜 100 毫升，慢性青光眼每日为 150 毫升。同时，患者要选择低盐饮食，炒菜不要过咸；口渴时不要饮水过量，防止眼压升高。

增加膳食纤维的摄入量

青光眼的患者一定要保持排便通畅，防止腹压增加时诱发眼压升高，故应增加如糙米、燕麦、芹菜、金针菇等富含膳食纤维的食物的摄入量，预防便秘。

注意节制饮水量

一般每次饮水不要超过 500 毫升。因为一次饮水过多，可造成血液稀释，血浆渗透压降低，使房水产生相对增多，而导致眼压升高。

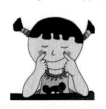

日常保健方法

1 / 寒冬养护需谨慎。青光眼此病有很多种类型，除"先天性"外，一般多发生在冬季，尤其在强冷空气过境后 24 小时内容易发作。因为气温降幅过大，影响了体温的调节中枢，使得神经干扰了血压，造成眼压波动，进而发病。

2 / 避免情绪过度波动。青光眼最主要的诱发因素就是长期不良精神刺激，如脾气暴躁、抑郁、忧虑、惊恐等情绪，应尽量保持心情舒畅。

糙米胡萝卜糕

胡萝卜富含胡萝卜素，具有抗衰老、保护视力、降血降脂等功效，常食能预防眼压升高，有效防治青光眼。

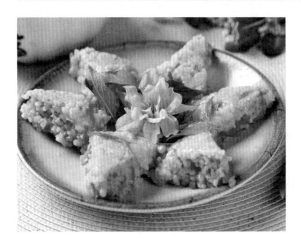

原料

胡萝卜250克，水发糙米300克，糯米粉20克。

制作

1.胡萝卜洗净切细条。2.取一碗，倒入胡萝卜、糙米、糯米粉，注入适量清水，将材料拌匀，盛入备好的碗中。3.蒸锅注水烧开，放入蒸碗，蒸至熟透，取出糙米胡萝卜糕。

玉米豆浆

玉米含有膳食纤维、胡萝卜素、维生素E等营养成分，具有开胃、健脾、明目、除湿等功效，还能降低眼压。

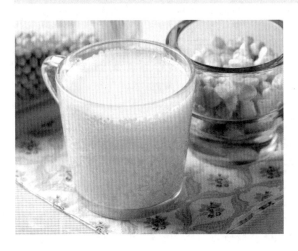

原料

玉米粒45克，水发黄豆55克。

制作

1.将已浸泡8小时的黄豆倒入碗中，加入适量清水，用手搓洗干净，倒入滤网中，沥干水分。2.把洗好的黄豆倒入豆浆机中，倒入洗净的玉米粒，注入适量清水，至水位线。3.待豆浆机运转约15分钟，即成豆浆。

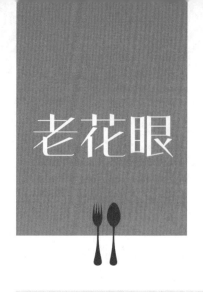

老花眼

随着年龄增加，晶体核逐渐硬化，晶体的可塑性及弹性逐渐减弱，故调节功能逐渐减弱，大约在40～45岁，近距离工作或阅读就发生困难，这种由于年龄所致的生理性调节减弱，称为老视。老视是一种自然的生理老化现象，每个人从40岁起会产生这种现象。

| 饮食原则 |

补充丰富的蛋白质

眼睛的正常功能以及衰老组织的更新与修补，都必须依赖丰富的蛋白质补充。

注意钙质的补充

钙的缺乏可影响晶状体及睫状肌的正常功能，因此要增加钙的摄入，可多喝骨头汤、奶及含钙多的食物。

多食新鲜蔬果

新鲜的蔬果含有多种维生素以及矿物质，对维持人体正常功能起着至关重要的作用。维生素A是保护视力至关重要的维生素，B族维生素有利于营养视神经等。

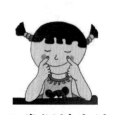

日常保健方法

1 经常眨眼，利用一开一闭的眨眼方式来振奋、维护眼肌，然后用双手轻揉眼部，这样能使眼肌经常得到锻炼，延缓衰老。

2 经常转动眼睛，因为眼睛经常向上、下、左、右等方向来回转动，可锻炼眼肌。

3 从暗处到阳光下要闭目，不要让太阳光直接照射眼睛。看电视、电影的时间不宜过久，保持好视力。

黑豆核桃蜂蜜奶

眼睛的衰老、组织的更新与修补都离不开蛋白质，牛奶富含蛋白质、钙等营养成分；黑豆、核桃富含维生素A、B族维生素、钙等保护眼睛的营养成分，故本品适宜老花眼患者常食。

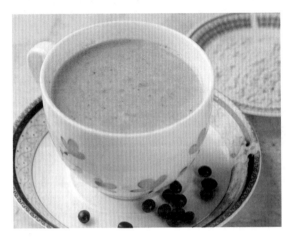

原料

黑豆粉45克，核桃粉35克，牛奶300毫升，蜂蜜20克。

制作

1.汤锅置于火上，加入50毫升水，再倒入牛奶，加入核桃粉、黑豆粉，拌匀，用大火煮至沸腾。2.关火，待温度冷却到60℃后加入蜂蜜，搅拌均匀，倒入杯中即可。

冬菇玉米排骨汤

冬菇玉米排骨汤含钙量丰富，能维持晶状体及睫状肌的正常功能，预防老花眼。

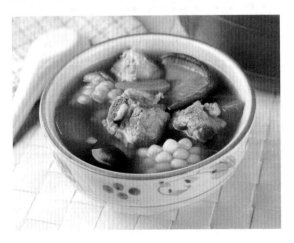

原料

胡萝卜200克，玉米200克，排骨500克，2个水发冬菇，盐适量。

制作

1.胡萝卜洗净去皮切块；玉米洗净切段。2.锅中注水烧开，放入排骨，氽去血水，装盘。3.砂锅中注水烧开，倒入排骨、胡萝卜、玉米、冬菇，煮至食材熟透，加盐调味即可。

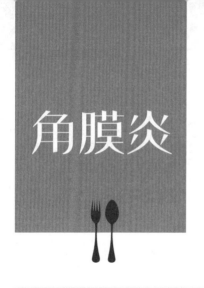

角膜炎

角膜炎分为溃疡性角膜炎、非溃疡性角膜炎两类。角膜炎是由于外伤，感染细菌、病毒、真菌而导致的角膜炎症性疾病。患者得病后，多数角膜炎患者都有强度发炎症状，如疼痛、流泪和眼睑痉挛，不但有睫状充血，也有虹膜充血。严重患者的球结膜甚至眼睑都会发生水肿。

| 饮食原则 |

补充蛋白质

瘦肉、禽肉、动物的内脏、鱼虾、豆类等，它们含有丰富的蛋白质，而蛋白质又是组成细胞的主要成分，角膜炎组织的修补更新需要不断地补充蛋白质。

提高维生素 A 的摄入量

角膜炎缺乏维生素 A 时，眼睛对黑暗环境的适应能力减退。富含维生素 A 的食物主要有动物肝脏、鱼类、海产品、奶油和鸡蛋等动物性食物。

宜吃清热解毒的食物

三叉神经感觉纤维受炎症刺激，患者会有怕光、流泪、疼痛、眼睑痉挛等刺激症状，因此，患者宜多食上海青、马齿苋、鱼腥草等清热解毒的食物。

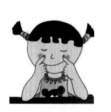

日常保健方法

1 / 保持结膜囊清洁。患者眼睛分泌物要及时清拭或冲洗，但如有角膜穿孔危险时不要冲洗。

2 / 培养讲清洁、爱卫生的习惯，不随意用脏手或脏手帕揉拭眼睛，洗脸用具定期煮沸消毒，预防重复感染，加重病痛，造成不良后果。

3 / 常用滴眼剂及眼膏，应注意有效的浓度及滴眼的次数，按医嘱进行滴用，以防虹膜睫状体炎的发生。

紫薯粥

紫薯含有多种维生素及矿物质，具有改善视力、益气补血、增强免疫力等功效。

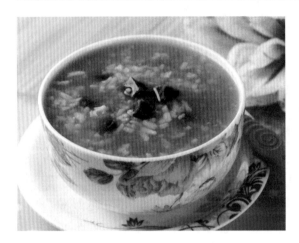

原料

水发大米 100 克，紫薯 75 克。

制作

1. 紫薯切片备用；砂锅中注水烧开，倒入大米，搅拌匀，烧开后用小火煮约 30 分钟。2. 倒入切好的紫薯，搅拌匀，用小火续煮约 15 分钟至食材熟透，搅拌均匀，盛出食用。

上海青麦芽豆饮

上海青能清热解毒、消炎止痛，常食可有效改善三叉神经感觉纤维受炎症刺激引起的眼睛怕光、流泪等症状。

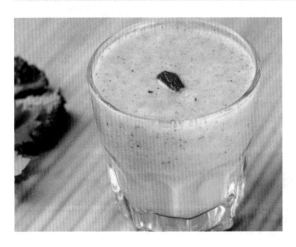

原料

上海青 100 克，豆浆 70 毫升，麦芽糖 20 克。

制作

1. 上海青洗净，切块，倒入榨汁机中，加入麦芽糖，倒入豆浆盖上盖，榨约 35 秒制成蔬菜豆浆。2. 揭开盖，将蔬菜豆浆倒入杯中即可。

视神经炎

视神经炎泛指视神经的炎性脱髓鞘、感染、非特异性炎症等疾病。因病变损害的部位不同而分为球内段的视盘炎及球后段的球后视神经炎。视神经炎大多为单侧性，视盘炎多见于儿童，球后视神经炎多见于青壮年。

|饮食原则|

补充维生素 B$_1$

维生素 B$_1$ 缺乏时，会影响体内碳水化合物的氧化，不完全氧化物滞留于血液内，对视神经能产生一定的毒害作用，进而容易诱发或加重视神经炎。

多进食新鲜水果、蔬菜、凉性素菜及水果

如冬瓜、梨、香蕉、西瓜，还可适当增加动物肝脏、牛奶、蛋黄。

少吃甜食

维生素 B$_1$ 是视觉神经的营养来源之一，而糖分在体内代谢需要消耗大量维生素 B$_1$，如果经常大量进食甜食，眼睛容易疲劳。

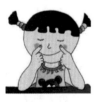

日常保健方法

1 要定期体检。眼科的检查最好每半年就做一次，要到正规医院请专业眼科医生查晶状体、玻璃体、眼底的情况。

2 可做一些简单的眼部理疗。如眼部穴位按摩，热敷眼部，增加眼球供血，消除疲劳。

3 要养成良好的用眼习惯。平时要注意尽量不在黑暗环境中呆过长时间，玩手机、电脑办公时间不可太长。

芹菜苹果汁

芹菜富含维生素 B_1，能减轻糖类的氧化产生的物质对视神经产生的毒害作用，还能利水消肿，有效缓解眼部水肿症状。

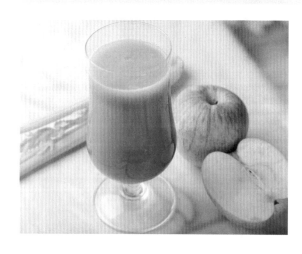

原料

苹果100克，芹菜90克，白糖7克。

制作

1.将洗净的芹菜切粒状；洗净的苹果切开。2.取榨汁机倒入芹菜、苹果，注入矿泉水，榨取果汁。3.加入少许白糖，搅拌一会儿，至糖分溶化。

冬瓜黄豆排骨汤

冬瓜利水消肿、清热滋阴，有效缓解患者眼部肿痛的症状；黄豆、淮山富含维生素 B_1，常食可有效防治视神经炎。

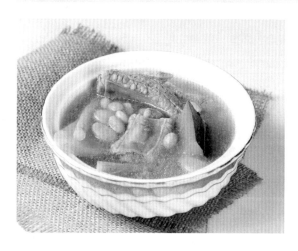

原料

冬瓜150克，排骨500克，水发黄豆50克，党参10克，淮山10克，姜片、盐少许。

制作

1.冬瓜洗净切块；排骨洗净，氽去血水；党参、淮山、黄豆洗净。2.砂锅中注水，倒入以上材料，煮至排骨熟烂。3.加盐调味即可。

视网膜脱离

视网膜脱离是一种较严重的、较常见的致盲性眼病。视网膜是眼内一层半透明的膜，是感受外界光信息的重要组织，位于眼球内的底部，具有很精细的网络结构及丰富的代谢和生理功能。视网膜脱落是视网膜神经上皮层与色素上皮层的分离。视网膜脱离后得不到脉络膜的血液供应，色素上皮易游离、萎缩，如不及时重定复原，视力将不易恢复。

|饮食原则|

多吃新鲜的蔬菜与水果

新鲜的蔬菜水果富含多种维生素与胡萝卜素，这些物质一直以来对眼睛都有很好的效果，无论在平时的护理还是术后的调养，眼病患者都应该多食用。

多吃动物肝脏

明目往往都与肝脏连接在一起，这是因为动物肝脏富含维生素以及多种微量元素，这些物质对于眼病患者有着很好的护理效果。

不抽烟喝酒，不吃刺激性食物

烟酒对眼睛的伤害很大，视网膜脱离患者尤其需要注意；此外刺激性食物对患者的眼睛来说也有着很大的影响。

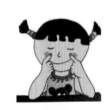

日常保健方法

1 / 高度近视眼病人应避免剧烈运动及避免重体力劳动，不要过度用眼。

2 / 避免眼部外伤及头颅震荡。

3 / 患者眼前如出现闪光与火花，或某方位有幕状黑影挡住，应立即上医院请眼科医生检查。

4 / 如眼底检查仅发现单纯视网膜裂孔而无视网膜脱离时，可采用激光封闭裂孔。

胡萝卜炒蛋

胡萝卜含有大量胡萝卜素，这种胡萝卜素的分子结构相当于2个分子的维生素A，进入机体后，在肝脏及小肠粘膜内经过酶的作用，其中50%转化成维生素A，具有补肝明目的作用。

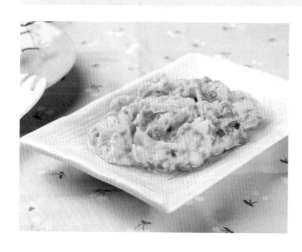

原料

胡萝卜1根，鸡蛋2个，葱花少许，盐、水淀粉、食用油各适量。

制作

1. 胡萝卜洗净，切粒；鸡蛋打入碗中，搅拌均匀。2. 将胡萝卜粒焯煮半分钟，捞起，倒入蛋液中，加盐、水淀粉、葱花搅拌均匀。3. 用油起锅，倒入调好的蛋液，翻炒至成型。

桑叶猪肝汤

猪肝可养肝明目；桑叶能清热泻肝火；两者搭配煮汤，对视网膜脱离患者有很好的护眼作用。

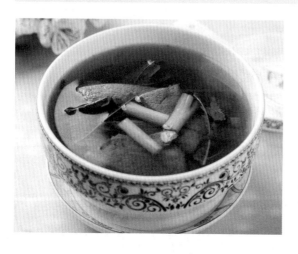

原料

猪肝100克，桑叶15克，姜片、葱段、盐、胡椒粉、料酒各少许。

制作

1. 砂锅中注水烧热，倒入桑叶、猪肝，撒上姜片、葱段，煮至熟透。2. 加入盐、胡椒粉，拌匀，略煮至汤汁入味即可。

甲状腺眼病

甲状腺相关眼病是一种以眼睑水肿、眼球突出、眼睑退缩、睑裂增大为主要临床表现的一种自身免疫性疾病。大多数人在发现甲状腺功能异常几个月后出现眼部病变，90%以上患者随诊中发现有甲状腺功能异常，甲状腺相关眼病女性的发病率是男性的6倍，早期表现眼部刺激症状。

┃饮食原则┃

多饮开水

研究证明，白开水对人体的新陈代谢有着十分理想的生理活性作用。水很容易透过细胞膜而被身体吸收，使人体器官中的乳酸脱氢酶活力增强。

控制碘元素的摄入

碘是合成甲状腺激素的原料。缺碘时，甲状腺为了增加甲状腺素的合成，会代偿性的肥大；但长期过量服用碘也会引起甲状腺结节的产生。

戒烟

吸烟不仅影响甲状腺眼病的治疗进程，也影响患者对于不同治疗的反应性。这种影响呈现剂量依赖性，也就是吸烟时间越长其治疗反应性越低。

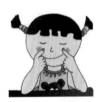

日常保健方法

1 / 积极调整甲状腺激素水平，将水平维持在正常范围，忌药物突然减量或加量。

2 / 甲状腺眼病的患者通常眼睛较之前变大，眼睛很容易干涩、流泪、不舒服，故要少用电脑，少开空调，以免眼睛过于干燥而不适。

3 / 避免情绪激动。身心压力太大会造成甲亢，甲亢则会加重甲状腺眼病的症状，故应避免。

胡萝卜豆浆

胡萝卜富含胡萝卜素，能健脾和胃、补肝明目，常食对甲状腺眼病有很好的防治作用。

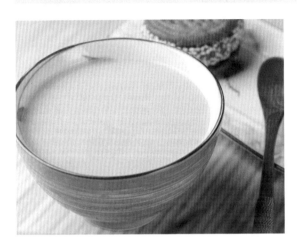

原料

胡萝卜20克，水发黄豆50克。

制作

1. 将黄豆浸泡8小时倒入碗中，注入适量清水，用手搓洗干净，倒入滤网中，沥干水分。2. 将胡萝卜洗净切块，与黄豆一起倒入豆浆机中，注水至水位线，待豆浆机运转约15分钟，即成豆浆。

白菜炒菌菇

香菇所含的香菇多糖能增强免疫功能，对自身免疫缺陷性疾病有一定的预防作用。

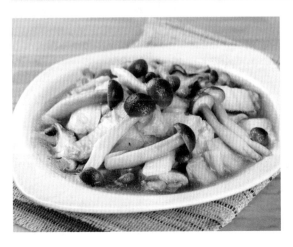

原料

大白菜200克，蟹味菇、香菇各60克，盐、油、葱花、蚝油各少许。

制作

1. 锅中注水烧开，加盐、油，倒入白菜、香菇、蟹味菇，搅拌匀，煮约半分钟。2. 另起油锅，放入姜、葱，爆香，倒入焯煮过的食材，加入蚝油、盐，炒匀调味。

老年性黄斑变性

老年性黄斑部退行性病变，是目前老人视力损害的主要原因。此病发生的部位是在眼底视网膜的中央－黄斑部，这是产生视力功能最敏锐的部位。黄斑变性的主要表现为中心视力减退，有中心暗点，视物变形；眼底在黄斑部有黄灰色渗出性病灶及出血，圆形或椭圆形，边界不清，微隆起，病灶外周有一色素紊乱带。

|饮食原则|

注意饮食平衡

注意膳食均衡，做到粗细搭配、荤素搭配，保证微量元素和维生素的补充，多吃新鲜蔬菜和水果以及海产品等，少吃甜食。

平时饮食宜偏清淡

尤其是实热眼病，可食带凉性的素菜与水果，如马兰头、冬瓜、梨、香蕉、西瓜等。

多吃玉米

老年性的黄斑变性都是由于眼睛老化导致的，而黄体素和玉米黄质可以减轻老年黄斑的情况，玉米中就含有这两种元素，而且玉米还可以治疗消化不良。

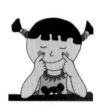

日常保健方法

1　早晨在空气清新的地方，自然站立，两眼先平视远处的一个目标，再慢慢将视线收回，到距眼睛 35 厘米的距离时，再将视线由近而远转移到原来的目标上。

2　每天早晨或睡前，取坐姿或立姿，闭目，两手掌快速摩擦发烫，而后迅速按抚于双眼上，这时眼部感到有一股暖流。

第 **6** 章
零基础
学中医护眼方法

对着电脑忙碌了一天，上班族的眼睛会感到很疲劳，如何缓解眼睛疲劳呢？中医专家指出，采用中医养生疗法进行眼部护理，可以很好的缓解眼疲劳。《黄帝内经》认为："肾为先天之本，阴阳之脏，乃人体生长发育之源、眼内黄睛发光之根。"因此，调好五脏，眼睛自然会明亮。本章通过中医方法美容养眼，治疗各种眼疾，让每个人都拥有迷人的双眸。

望目诊断：眼睛是人体健康的窗口

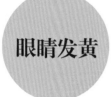

眼睛发黄

引起眼睛发黄的原因有很多，其中最常见的是黄疸。黄疸的主要症状：发病初期，眼睛发黄，逐渐变成全身发黄、小便发黄。临床发现，肝胆疾病是引发黄疸的重要原因，需要格外重视。

| 自我诊断 |

体内湿热型

人的眼睛和身体都发黄，症见发热，口渴，食少纳呆，厌恶油腻，恶心呕吐，舌苔黄腻，脉象滑且跳动急速。

发病原因： 湿热蕴结中焦，熏蒸肝胆，胆液外泄，沉渍于肌肤而引起发黄。

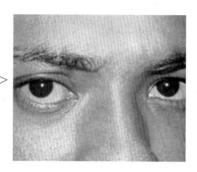

体内瘀血型

人眼睛发黄，然后身体发黄，其色晦暗，面色青紫或黧黑。

发病原因： 通常是由于肝郁气滞，日久成瘀；或因湿热黄疸迁延不愈，湿郁气机不利，瘀积肝胆。

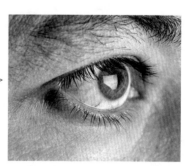

小提示

长时间熬夜工作，也有可能出现眼睛发黄的症状，此时只要调整到合理的作息时间，眼睛在较短时间内就会恢复正常。

青灵穴

让眼睛不再发炎

青灵穴有理气止痛、宽胸宁心的功效。经常拍打、按揉此穴，不仅可以治疗眼睛发黄，而且对神经性头痛、心绞痛等也有很好的调理作用。

穴位定位

位于臂内侧，在极泉与少海的连线上，肘横纹上3寸，肱二头肌的内侧沟中。

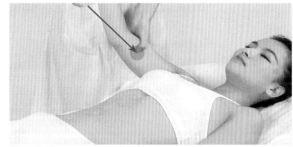

按摩方法

拇指之外的四指放于臂下，轻托手臂；以拇指指腹或者食指指腹揉按穴位均可。

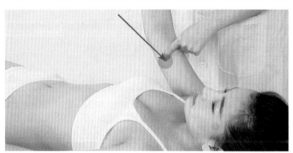

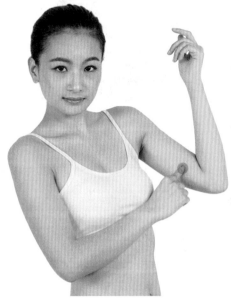

饮食宜忌

宜：多吃对眼睛有益的食物，对治疗黄眼病有一定的帮助，如蓝莓、干果、肝脏等，既可增加体内的抗氧化物质，也能有效护眼、对抗衰老。

忌：眼睛发黄往往是黄疸的先兆，黄疸多由肝经湿热引起，因此在日常饮食中，应尽量避免吃那些加重湿热的食物，如龙眼、羊肉、鸡肉、荔枝、芒果、橘子等。

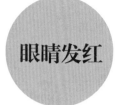

眼睛发红

眼睛发红，是指双眼（或一眼）白睛红赤。在《黄帝内经》和《伤寒论》中均称此为"目赤"。其后，根据目赤的病因、病症等不同特点，分别又有"暴风客热""天行赤眼""赤痛如邪""大小眦红"等名称。

|自我诊断|

肝胆火盛型

眼睛红赤干涩，多是失眠或熬夜引起，口渴，心烦易怒，可伴有头痛、疲乏，小便黄赤等症状，脉象弦数。

发病原因：肝失疏泄，气郁化火或肝火旺盛，上蒸于眼，导致目赤涩痛。

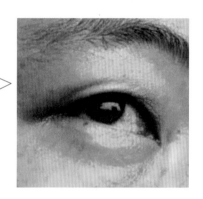

天行时邪型

白睛红赤灼热，眵多黏结，怕光羞明，眼涩难睁。或先患一眼而累及两眼，或两眼齐发，传染性很强。

发病原因：天行时邪而眼睛发红，主要是因感受时气之毒而发，多偏于热盛。发病时传染性强，往往会广泛流行。

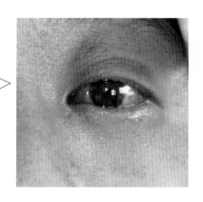

小提示

短暂的休息可让眼睛放松，最好的方法是离开座位，找一些远距离的目标来看，每次维持大约 10 秒，会对护眼有较大的帮助。

解溪穴

不再做红眼人

解溪穴有通络祛火、消炎止痛的功效。按摩此穴，不仅可以治疗眼睛发红、心情烦躁，对头痛、眩晕、眼病等也有很好的调理作用。

穴位定位

位于足背与小腿交界处的横纹中央凹陷中，拇长伸肌腱与趾长伸肌腱之间。

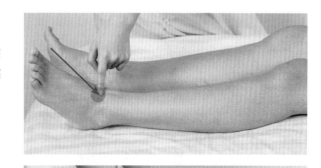

按摩方法

以食指指腹或用拇指向内施力按压穴位，每天早晚各按一次，每次1～3分钟。

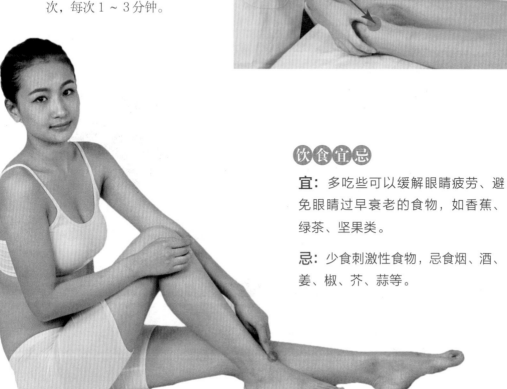

饮食宜忌

宜： 多吃些可以缓解眼睛疲劳、避免眼睛过早衰老的食物，如香蕉、绿茶、坚果类。

忌： 少食刺激性食物，忌食烟、酒、姜、椒、芥、蒜等。

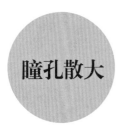

瞳孔散大

瞳神散大是指瞳神较正常开大，甚至展缩失灵，散而不收，黄仁仅剩窄细如线的症状。本症在《兰室秘藏》中被称为"瞳子散大"，在《证治准绳》中则被称为"瞳神散大"，后世也有叫"瞳仁开大""瞳仁散大""瞳仁散杏"的。

┃自我诊断┃

气阴两虚型

视物如在云雾之中，伴有眼干涩不爽，头晕目眩，体倦乏力，心烦少寐，口咽干燥，舌苔黄质红，脉濡细。

发病原因： 气血两虚导致的瞳神散大属虚证，多是由心肝火盛所致，气不摄敛，阴失濡养而引发。

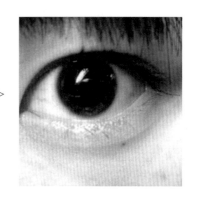

阴虚火旺型

视物模糊，目赤眵结，耳鸣耳聋，腰膝酸软，遗精滑泄，舌红苔少，脉虚细且跳动急速。

发病原因： 阴虚火旺导致的瞳神散大属于本虚标实，多因肝肾阴虚，阴虚于下，火旺于上，故瞳神难聚。

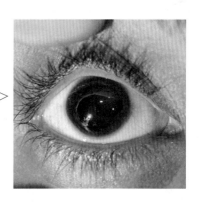

小提示

瞳孔散大会降低视力，并导致视疲劳及畏光等不适感，给日常生活造成不便。此外，因外伤造成瞳孔散大时，轻者可能恢复或局部恢复，重者不能恢复。

神门穴

能让你聚精会神

神门穴是人体精气的进入之处，具有安神、宁心、通络的功效。按摩此穴，对于治疗瞳神散大有很好的疗效，还可治疗心悸、心绞痛、失眠等疾病。

穴位定位

位于腕部，腕掌侧横纹尺侧端，尺侧腕屈肌腱的桡侧凹陷处。

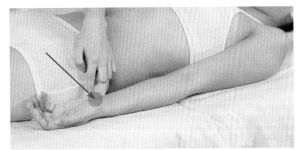

按摩方法

弯曲拇指，以指甲尖垂直掐按穴位，每日早晚左右手各按3～5分钟，先左后右。

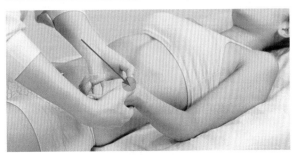

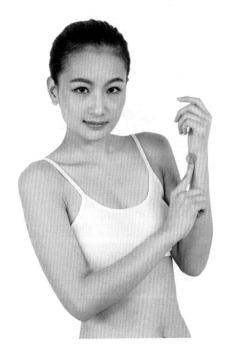

饮食宜忌

宜： 治疗和预防瞳神散大应镇肝益肾、滋阴明目、活血祛风，建议多吃动物内脏，以补充眼睛所需的蛋白质和维生素。

忌： 瞳神散大患者尽量不吃或少吃辣椒、生葱、胡椒等刺激性食物，忌烟、忌酒、忌喝浓茶。

上眼睑下垂

上眼睑下垂是指眼睑难以抬举，影响眼睛看物，轻者半掩瞳仁，重者黑睛全遮，垂闭难张。上眼睑下垂，一般分为先天性与后天性两种，分别由遗传或先天发育不全、病后创伤或其他原因所致。

| 自我诊断 |

风邪入侵型

起病较急，忽然上眼皮下垂，且兼痒如虫行，头痛目胀，舌红，脉浮浅且跳动急速。

发病原因： 外感风邪出现上眼皮下垂，是因为风邪侵入络脉，导致筋脉受损所致，这种病往往发病迅速，还伴有头痛目胀之感。

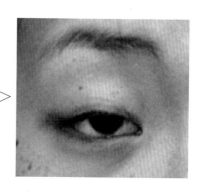

气滞血瘀型

有明显眼部或头额部外伤史，这种人上眼皮下垂是因外伤所致。

发病原因： 主要是眼部或者头额部遭受外伤，瘀血阻滞经络，胞睑纵而不收，或筋脉已断，气滞血瘀，胞睑无力提举。

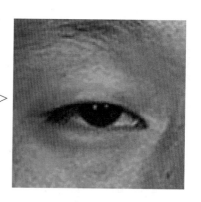

小提示

预防上眼睑下垂应多做提升眼睑的按摩，用手食指从眉头推到眉尾。此外，用食指在眼窝处施以指压法，能促进血液流通，消除眼睛疲劳。

阳白穴

让眼睑回原位

阳白穴几乎能治疗所有的眼部疾病，具有明目祛风的作用。经常按摩此穴，可有效缓解上眼皮下垂。此外，此穴还可治疗头痛、视物模糊、面神经麻痹、眼睑瘙痒等病。

穴位定位

位于前额部，当瞳孔直上，眉上1寸。

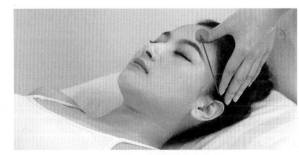

按摩方法

以拇指弯曲的指节处（或用食指指腹），由内而外轻刮穴位处，以有特殊的酸痛感为度。

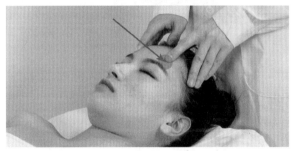

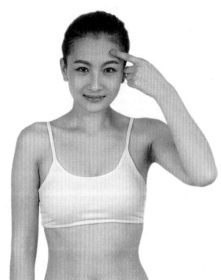

饮食宜忌

宜： 应注意补充营养，眼睛明亮与营养有密切的关系。建议多吃些绿色食品，保持睡眠充足、精神愉快。

忌： 睡觉前大量饮水，因大量饮水会造成眼皮浮肿，加重上眼皮下垂。同时，睡觉用的枕头不宜太低，适当垫高枕头能促进堆积在眼睑部的水分通过血液循环而分散开，缓解眼睑压力。

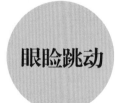

眼睑跳动

眼睑跳动是指眼睑开合失常，时时眨动、不能自主的症状。此病多与肝脾两脏有关，但有虚实不同。这一症状常发生在小孩子身上。

┃自我诊断┃

肝经风热型

两眼不断眨动，眼睑筋肉上下左右如风吹，不能自主。或伴发热，或致风搐，舌苔薄白，质红，脉细且跳动急速。

发病原因：多是由于风热侵袭肝经，引动内风，循经上扰所致。

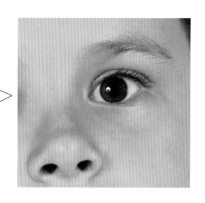

肝气乘脾型

两眼睑时时眨动，面色发青，夜卧易惊，食少纳呆，体倦乏力，舌苔白腻，脉濡细。

发病原因：多是由于肝气过盛而化风，脾土受到侵扰所致。

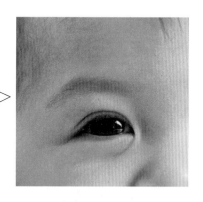

小提示

正确用眼，避免用眼过度，或者外部刺激；注意休息，缓解紧张焦虑情绪，这些好习惯均可防范眼皮跳。眼皮跳时，分散注意力则可缓解。

瞳子髎穴

让眼肌放松

瞳子髎穴几乎可以治疗所有眼部疾病，如目赤肿痛、结膜炎、青光眼等。此外，该穴还可治疗头痛、三叉神经痛等疾病。

穴位定位

位于面部，目外眦旁，当眶外侧缘处。

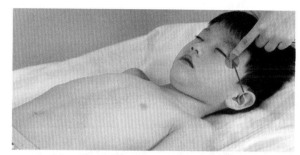

按摩方法

两手食指相对用力垂直揉按瞳子髎穴（或用手掌揉此穴）各1～3分钟。

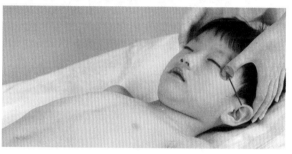

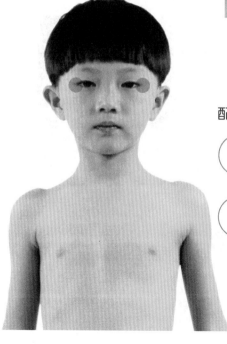

配合治疗

 目痛 ▶ 配睛明穴、丝竹空穴、攒竹穴、四白穴、光明穴。

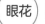 **眼花** ▶ 配养老穴、肝俞穴、太冲穴、光明穴。

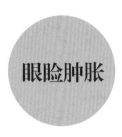

眼睑肿胀

眼睑肿胀，是指上胞下睑肿胀不适。本症在《灵枢·水胀》中名为"目窠上微肿"，《金匮要略·水气病脉证并治》中称为"目窠上微拥"。而《证治准绳》中则称"肿胀如杯""脾虚如球"，前者为外障实邪，后者乃气虚所致，后世医家多从其说。

|自我诊断|

肺脾积热型

眼睛赤痛，热泪时出，怕光羞明。继而眼睑肿胀，红肿如桃，疼痛拒按，痛引头额，或伴恶寒发热。舌红，脉跳急速。

发病原因：多因热邪入里，或饮食失节，以致肺脾积热，壅热上攻，燥火客邪，血分热盛，热积胞睑，故发而为病。

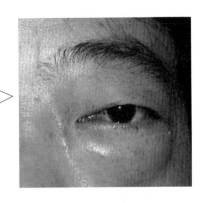

脾虚湿滞型

上眼睑浮肿，虚肿如球，患处喜按，拭之稍平，少顷复起，目不赤痛，或兼目痒。脉弱，舌胖苔薄白。

发病原因：多因脾胃气虚，中气不足，运化失司，水湿停于胞睑所致。因虚而浮肿，故按之不痛。

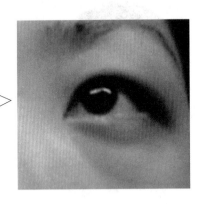

小提示

用中指、无名指分别从上、下眼睑内侧，一起向后拉抹，到外眼角处并拢，经太阳穴拉抹至腮部，就能彻底消灭眼睑浮肿症状。

攒竹穴

不再做肿眼蛙

攒竹穴有活血通络、明目止痛的功效。按摩此穴，不仅可以治疗眼睛肿胀，也对急慢性结膜炎、视力不清、泪液过多等有缓解作用。

穴位定位

位于面部，当眉头陷中，眶上切迹处。

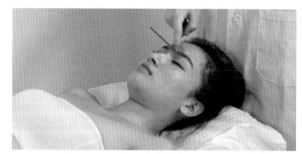

按摩方法

两食指指腹（或拇指指腹）由下往上按压穴位，每次左右（或双侧同时）各揉按 1 ~ 3 分钟。

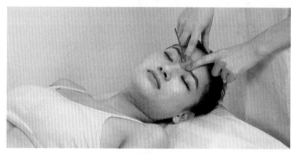

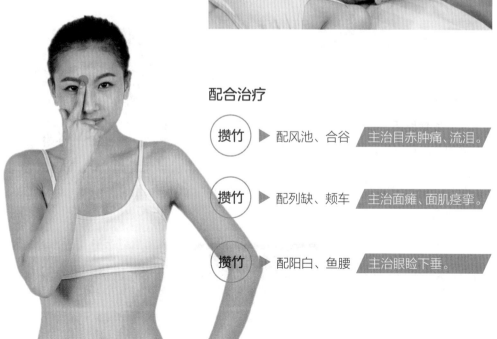

配合治疗

攒竹 ▶ 配风池、合谷　主治目赤肿痛、流泪。

攒竹 ▶ 配列缺、颊车　主治面瘫、面肌痉挛。

攒竹 ▶ 配阳白、鱼腰　主治眼睑下垂。

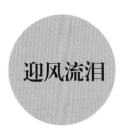

迎风流泪

迎风流泪是指泪液无节制溢出眼外，遇风或寒更为严重。《素问·解精微论》有"风见则泣下"的记述。《证治准绳·七窍门》将其归纳为"迎风冷泪""迎风热泪""无时冷泪""无时热泪"四类。

┃自我诊断┃

肝肾两亏型

初起泪止如无病症，久则冷泪长流。伴有眼目昏眩，瞻视不明，耳鸣耳聋，失眠遗精，腰腿酸软，舌苔白，脉细弱。

发病原因：多由房事不节，精血衰少，或者悲伤哭泣，伤阴耗液，致使肝肾两亏，阴损及阳，泪液不能节制。

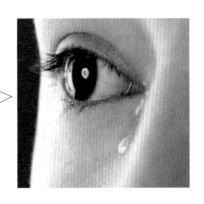

阴虚火旺型

白天常流热泪，晚上则干涩，伴有头晕目暗，舌苔薄白或薄黄，质红，脉细且跳动急速。

发病原因：体内阴虚火旺引起的眼睛流泪，多是由肝肾阴虚、水火不济、虚火上炎所导致。

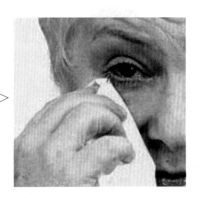

小提示

治疗功能性迎风流泪，应采取必要的防护措施，首先要避免寒冷与风尘刺激，同时应配合针灸、热敷或中药调养。

承泣穴

不再泪流不止

按摩承泣穴，不仅对经常眼泪失控症状有很好的调理作用，还可以治疗许多眼科疾病，如近视、夜盲、青光眼、结膜炎等。

穴位定位

位于面部，瞳孔直下，当眼球与眶下缘之间。

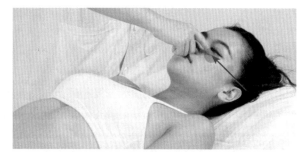

按摩方法

双手食指伸直，以食指指腹揉按左右穴位，每次1~3分钟。

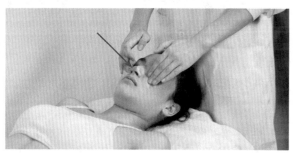

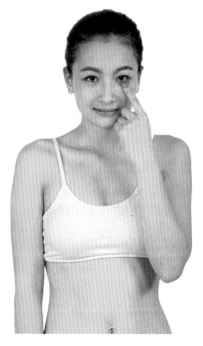

配合治疗

承泣 ▶ 配风池、睛明　主治目赤肿痛。

承泣 ▶ 配攒竹、风池　主治眼睑外翻。

中医对近视的认识与治疗

中医对近视的认识

祖国医学对近视的治疗积累了丰富的经验。中医称近视为"能近怯远症"，是以视近清晰，而视远模糊为主证的眼病。近代医学认为，由于遗传或后天发育不良致使眼轴延长，或者由于睫状肌痉挛，使晶状体曲率改变等因素，致使物像成焦于视网膜之前所致。

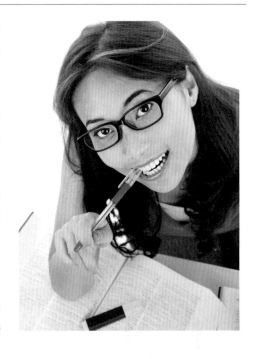

肾为先天之本，阴阳之脏，乃人体生长发育之源和眼内黄睛发光之根。阴阳平衡，气血和调，则眼之前后直径（轴径）不长不短，饱满丰圆，黄睛发光远近正常，始无远视、近视之疾。若阴阳一有所偏，则眼内组织发育不良，眼之前后直径不长即短。其长者，黄睛较正常而后移，黄睛发光则远射困难，此乃阳虚阴盛，阳受阴遏，故视物能近怯远。但阴阳互根，久则相互影响，多致远近视力均下降（然亦有终身如始者）。

以上所述常属于先天生理病变，故有该症"禀受于父母"之说。但是，亦有六七岁以后方有此症者，多为日常生活的不良习惯所导致。若平素嗜食生冷，涉水凉浴，暗处作业，卧床读书，久病阳虚，"暴喜伤阳"等，致使体内缺乏阳气温煦，经络滞涩，阻遏黄睛发光，不能远射，则能近怯远。且亦有因高热郁热凝滞，发光不得遥远而致成近视者。

因此，治疗近视要重视局部因素，同时要照顾全身的调理，这样才能提高疗效，巩固成果。祖国医学既强调整体治疗，如内服中药来调整脏腑功能，平衡阴阳，使血旺精充，目窍得养；又重视局部滴药和针刺、推拿、气功等外治法的运用。

中医治疗近视的六种传统手法

近视眼在现代来说一点也不陌生，很多年轻人就有近视眼，一副眼镜挂在鼻梁上，甚至有小孩也出现近视现象，近视眼给人们带来很多的不便，发现患有近视一般先想到的就是配镜，配镜可以起到矫正的作用，但不能得到治疗，如果想去除近视眼，还有一些方法，现在有人说中医也可治疗近视。

■ 方法1: 中药治疗

优点: 中医治疗近视眼主要是根据全身情况采用中药整体辨证论治，认为脏腑尤其是肝肾在视力的调节上具有重要作用。研究发现，该药的疗效与近视的轻重程度密切相关，近视程度越轻，临床治愈率和显效率越高。

缺点: 大多的中药对假性近视疗效明显，但对真性近视有效的方剂较少，对此有待进一步研究和提高。

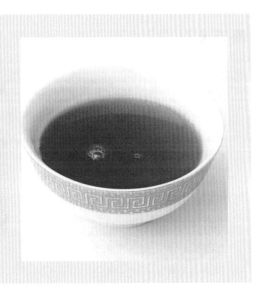

■ 方法2: 针灸治疗

优点: 针灸疗法防治近视是行之有效的方法之一，已得到了广泛的应用。在针灸诸法中，以梅花针叩刺与耳穴压豆操作简单，使用方便，而临床采用较多早期治疗系在传统穴位上进行扎刺，如有报告认为针刺翳明穴，在173只眼中，其总有效率高达91.9%，几乎原有的病眼视力均有不同程度的改善。当

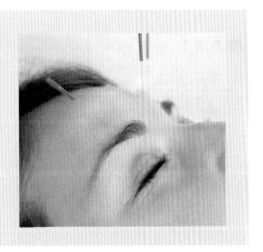

时，人们还发现，从针刺此穴开始到退针之间的 30 分钟的过程中，视力即有不同程度的改善，说明针刺对近视眼的疗效迅速而确切。

缺点： 就现有经验看，针灸治疗青少年近视眼，近期疗效是确切的，但远期效果尚不够满意，而机理研究则有待进一步深化。问题是远期疗效还不理想，多有复发现象。近视的预防和假性近视的治疗方面有一定的效果，但是对真性近视没有确切肯定的疗效。

■ **方法 3:** 耳针疗法

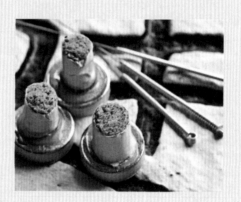

优点： 用耳针防治近视是近几年来国内广泛应用的有效疗法之一。耳针疗法种类很多，用于防治近视眼的方法有：耳穴针刺、耳穴埋针、耳穴贴压、耳穴按摩 4 种。具有效果良好、简便易行、易于掌握、无毒副作用等优点，尤适用于学校、家庭、基层医院防治儿童、学生之近视眼，受到社会各界和广大医务工作者的欢迎。

缺点： 远期疗效不明确。

■ **方法 4:** 穴位治疗

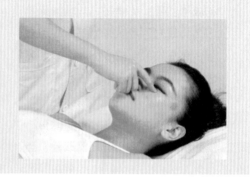

优点： 能够缓解肌肉痉挛，促进血液循环，缩短球距，所以对多数青少年近视眼有治疗作用，使其视力有不同程度的提高。

缺点： 远期疗效不明确。

■ **方法** 5：穴位按摩方法

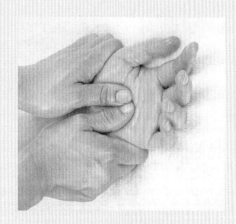

优点：通过选经取穴，采用穴位按摩，刺激眼部周围神经感受器和末梢血管，有效改善眼部周围血液循环和内神经调节，改善眼部组织的血液循环和代谢，恢复眼肌的生理调节并加有麝香透皮吸收，从而获得局部和全身综合调整，以恢复眼球的正常生理功能。该方法简便易行，保健效果确切，改善提高视力，保健效果明显。

缺点：必须由专业人员正确按摩才行。作为家长和学生本人很难正确掌握穴位按摩知识，即使本人做穴位按摩，也达不到按摩力度，所以很难达到防治目的。一般专业人员的按摩费用也比较高,还需配用药物，需长期到专业门诊进行按摩，因学生的学习功课很紧，根本抽不出时间去做专业按摩治疗。做穴位按摩要经常坚持才行，不做巩固治疗，仍会反弹，导致前功尽弃。

■ **方法** 6：电磁疗法

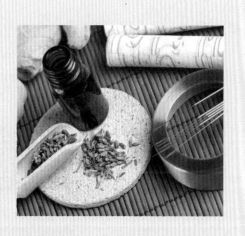

优点：采用了传统中医学的观点，通过对眼部穴位的刺激期望对近视产生治疗作用。这类产品确实对眼部的血液循环、睫状肌的放松起到了一定的作用，但却一直没有一个产品能被广泛接受和认可。

缺点：此方法只是短暂的刺激，没从根本上解决产生近视的诱因。

中医养生：4 种中药清肝明目

中医养生理论认为"肝开窍于目"，也就是说，护眼同时也要护肝。如何做到清肝明目呢？不妨试试中药调理，中医认为，采用桑叶敷眼法或桑叶熏眼法，可有效润眼明目，缓解眼疲劳。

■ 中药 1：枸杞子

中药枸杞子含有丰富的维生素 A，以及丰富的胡萝卜素，维生素 B_1、B_2、C，钙、铁等，是健康眼睛的必需营养。枸杞子平补肝肾、明目，平日拿来泡茶最为实用。

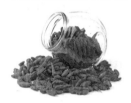

■ 中药 2：决明子

决明子也具有清肝明目及润肠的养生功效，能改善眼睛肿痛、防止视力减弱。不过应注意的是，要是有阳虚症状最好不用，因为它属于清肝明

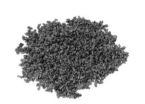

■ 中药 3：桑叶

桑叶具有疏散风热、清肺润燥、清肝明目等保健养生功效。且有风热感冒、肺热燥咳、头晕头痛、目赤昏花的祛病作用。

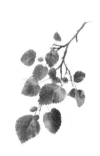

■ 中药 4：金银花

金银花有广谱抗菌、清热解毒等祛病养生功效，治疗感冒、头痛、目赤、耳聋等症状。金银花和菊花一起泡茶，清热明目效果也不错。

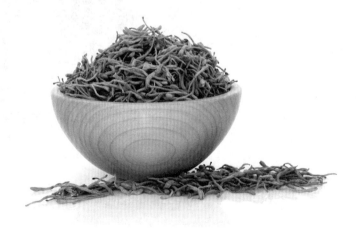

■ 护眼方法一：中药桑叶敷眼

中药桑叶敷眼是一种非常适合上班族的治疗方法，利用中药煎剂的热气敷眼的治疗方法，具有物理热敷作用及药物直达病所的双重治疗作用。中药熏蒸除温热的刺激，还可湿润眼睑、结膜、角膜，解决眼睑、结膜、角膜干燥不适的感觉。

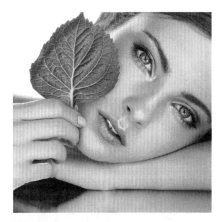

具体方法：用霜桑叶 15 ~ 20 克洗净，水煎去渣，放凉后用干毛巾浸药液敷眼。一般每日多次，2 ~ 3 天见效。

■ 护眼方法二：桑叶煎水洗眼睛

先将桑叶洗净，然后用霜桑叶煎水，用桑叶水温洗眼部，同样具有润眼明目之功效。

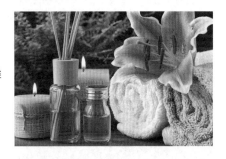

■ 护眼方法三：桑叶蒸熏眼睛

桑叶性寒，味甘、苦，能疏散风热、清肺润燥，为治疗眼涩、眼痒，消除眼部疲劳的良药。采用桑叶煎煮，用桑叶水蒸气熏眼睛，可起到缓解眼疲劳的功效。另外，在水中加盐，能促进药液渗入眼部皮肤，有助于药效发挥。

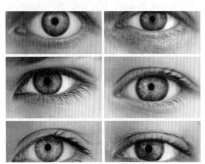

小提示

有些患者去药店购买眼药水，擅自给眼睛"补水"。其实这样做对眼睛有害而无益，一般在药店买的眼药水大都是抗生素眼药水，长期使用反而会刺激眼睛，破坏角膜表面泪液层的稳定性，不但不能缓解症状，还会加重眼睛不适感，造成眼睛器质性损害。

中医治疗"近视眼"的秘方

■ 肝经风热

眼痛、头痛、畏光流泪，抱轮红赤，睫状压痛，角膜后壁沉着物，房水混浊，或口干，舌红苔薄，脉弦数。

● 治法：疏肝散风清热。

● 方药：见匐行性角膜炎。患眼赤痛甚，选加生地、丹皮、丹参、茺蔚于。

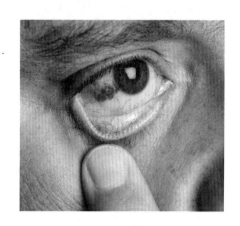

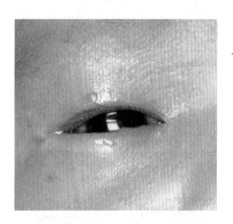

■ 肝胆火盛

瞳神甚小，珠痛拒按，痛连眉棱，房水混浊，兼口苦咽干，烦躁易怒，舌红苔黄，脉弦数。

● 治法：清泻肝胆。

● 方药：见单孢病毒性角膜炎。可加丹皮、赤芍等。

■ 风湿夹热

眼痒、眼痛，分泌物多，头重胸闷，肢节酸痛，舌苔黄腻，脉弦数或濡数。

● 治法：祛风除湿清热。

● 方药：防风、蔓荆子、前胡、羌活、白芷、防己、黄连各10克，黄柏、知母、黄芩、栀子各12克，生地15克，寒水石45克，生甘草6克。

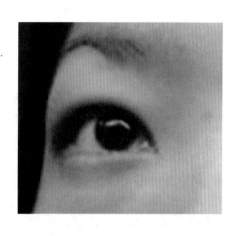

近视的推拿疗法

推拿疗法也是祖国医学的一个重要组成部分。推拿古称按摩，早在两千多年以前，人们就应用按摩来治病。推拿治疗近视眼其实就是以指法代替针法，运用"内功"轻按有关穴位，调整人体阴阳平衡，达到治疗的目的。

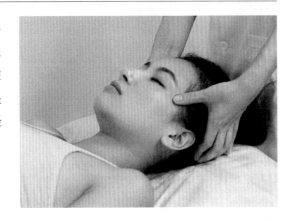

■ 机制

推拿治疗近视眼是通过手法作用于眼部周围有关穴位，促使经络疏通，调和营卫，增强眼部血液循环，解除眼肌疲劳，从而达到防治近视的目的。

■ 穴位选择

主穴：天应穴（攒竹下三分）。

配穴：攒竹、丝竹空、瞳子、鱼腰、四白、睛明等。

■ 方法

按摩天应穴 300 圈。

按摩攒竹、丝竹空、瞳子、鱼腰穴各 20 圈，按摩睛明穴 60 圈、四白穴 120 圈。

每天上下午课间休息各做 1 次，每次按摩主穴、配穴共计约 15 分钟。寒

■ 注意事项

按摩时手法要均匀、有力、柔和，要由轻到重，由慢到快，循序渐进。要正确理解和熟练掌握手法要领，治疗时才能得心应手。

按摩时手部要保持清洁，指甲修剪，以免划伤眼周皮。

眼球或颜面部有炎症时严禁按摩。

可自我按摩也可相互按摩，但注意力要集中。

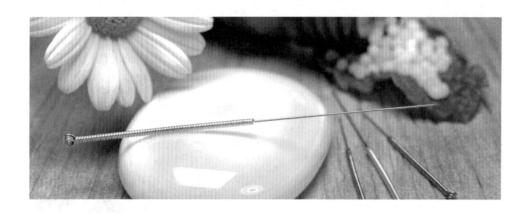

近视的针刺疗法

■ 作用机制

通过刺激经络，疏通气血的壅滞、郁阻，加强血液循环，改善神经和肌肉的营养，放松调节，消除疲劳，提高视功能，从而达到治疗青少年近视的目的。

■ 取穴原则

针刺治疗近视眼的取穴原则，应以眼部附近穴位为主，远处及全身穴位为辅的方针。治疗时可根据患者具体情况，定期轮换穴位。

■ 穴位选择与方法

劳心伤神型，睛珠前突、去雾移睛、面白乏力、心悸懒言、神疲多梦、失眠。苔白舌淡、脉细无力。

取穴：丝竹空、瞳子、攒竹、睛明、四白、光明、臂臑、风池、神门、心俞、内关。

操作：选以上4～6个穴，注意远近配合，以毫针行平补平泻法。远端取穴宜用毫针补法。

肝肾亏损型，双目干涩、头晕目眩、腰膝酸软、舌淡苔少、脉沉无力。

取穴：风池、睛明、球后、承泣、四白、攒竹、光明、臂臑、三阴交、太溪、肝俞、肾俞。

操作：用毫针平补平泻法，远端取穴宜用毫针补法。

■ 注意事项

针刺部位要准确，深浅要合适，手法要熟练，否则不能达到预期疗效。

球后血管丰富，针刺时不宜大幅度捻转，以免引起出血。

近视的耳针疗法与耳穴贴

■ 耳针疗法

耳针是针灸疗法的1个分支，也是祖国医学的宝贵遗产，用耳针治病在我国源远流长。近些年来，针刺耳郭与眼相关的穴位，进行青少年学生近视眼的治疗亦有不少报道。

 机制

中医记载，"耳为宗脉之所聚"，"五脏六腑十二脉有络于耳者"之说，充分阐明了耳郭是体表的一部分，机体有病时往往会在耳郭的相应区域内出现反应。所以，通过对耳郭有关穴位进行针刺、压迫或按摩，可以增强机体免疫功能，并能调整经络气血，使之畅通上贯于目，从而达到治疗青少年近视眼的目的。本法有奏效快、花费少、简便易行等特点。

■ 耳穴贴敷压丸疗法

此法是替代耳穴埋针的一种简易疗法，它避免了耳穴针刺时疼痛的缺点，却收到耳针疗法同样的效果，所以深受患者欢迎。

 机制

耳穴贴敷与耳针疗法的作用机制相同，但耳穴贴敷压丸疗法对皮肤神经末梢感受器可起到一种微弱而持久的刺激，从而调节中枢神经系统的功能，抑制病理性兴奋灶。因持续的刺激，对青少年学生近视眼疗效的巩固与防止复发可起到积极作用。本疗法安全无痛，不良反应少，且不易引起感染。

2 穴位选择与方法

①压丸疗法所用材料可就地取材，如油菜子、白芥子、小米或王不留行籽等，以王不留行籽较为常用。

②嘱患者每日自行按压贴敷处3次，每次每穴位1~2分钟，3~7天复诊1次，根据情况更换穴位，5次为1个疗程。

按摩 12 大穴位，缓解眼疲劳

太阳穴

缓解头目不适

太阳穴是经外奇穴之一，位于头部，皮下是三叉神经和睫状神经节的汇集处，其深处有脑膜中动脉、中静脉在此分支，深层脑组织是大脑颞叶，影响着头目感觉。熬夜导致的头部、眼部不适及肢体不协调等，按太阳穴可以得到很好的缓解。

穴位定位

位于颞部，当眉梢与目外眦之间，向后约一横指的凹陷处。

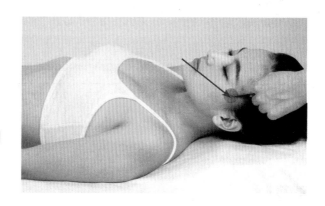

按摩方法

用双手食指、中指指腹轻揉按摩太阳穴10分钟，以头目舒适为度。

配合治疗

太阳 ▶ 配当阳、耳尖　主治急性结膜炎。

太阳 ▶ 配通里、风池　主治头晕、眼花。

头维穴
醒脑明目的要穴

头维穴位足阳明胃经在头角部的腧穴，为治疗湿邪内侵头部的腧穴。湿为阴邪，易袭阳位，其性重浊，所以感受湿邪时候会有头痛如裹困重的感觉，并且常按头维还可以醒脑明目、活血通络，有效治疗头痛。

主要功效

醒脑明目、活血止痛，主治中风后遗症、高血压、前额神经痛、偏头痛。

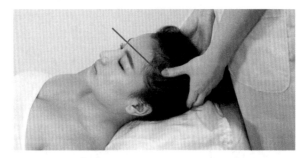

穴位定位

位于头侧部，当额角发际上0.5寸，头正中线旁开4.5寸。

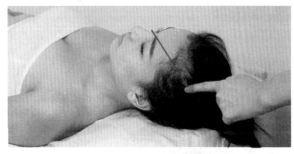

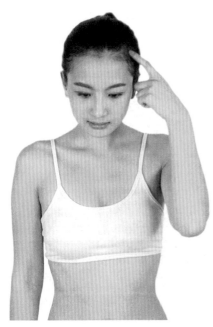

按摩方法

用拇指指腹（或食指指腹）按摩头维穴3～5分钟，1天1次。

配合治疗

头维 ▶ 配风池、率谷　主治偏头痛、眼痛。

头维 ▶ 配合谷、后溪　主治目眩。

风池穴

头目风池主

风池穴是足少阳胆经的常用腧穴之一，位于后颈部，中医有"头目风池主"之说，它能够提神醒脑，治疗大部分风病，对眼部疾病、颈椎病和外感风寒、内外风邪引发的头痛均有治疗效果。

主要功效

疏风散寒、平肝熄风、通利官窍、疏肝解郁，主治头痛头晕、感冒、眼病等。

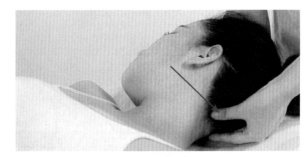

穴位定位

位于项部，当枕骨之下，与风府相平，胸锁乳突肌与斜方肌上端之间的凹陷处。

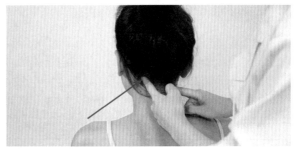

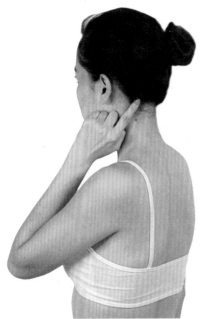

按摩方法

用指腹揉按风池穴 3 ~ 5 分钟，长期按摩，可改善头痛、眩晕等。

配合治疗

| 风池 | ▶ 配大椎、后溪 | 主治目赤肿痛。 |

| 风池 | ▶ 配阳白、颧髎 | 主治口眼歪斜。 |

印堂穴

还你明亮双眸

印堂穴有提神醒脑、改善头痛的作用，经常刺激此穴，可增强鼻黏膜上皮细胞的增生能力，并能刺激嗅觉细胞，使嗅觉灵敏；还能疏通面部气血，祛除脸上的痘痘，改善肤质。

主要功效

安神定惊、醒脑开窍、通鼻明目，主治头痛、头晕、三叉神经痛等病症。

穴位定位

位于额部，两眉头联线的中点。

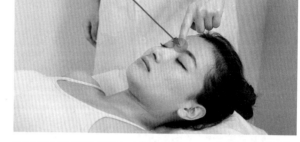
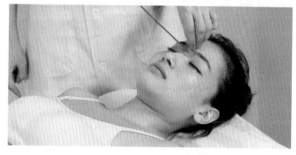

按摩方法

用手指指腹揉按或捏拿印堂穴2～3分钟，长期按摩。

配合治疗

印堂 ▶ 配迎香、合谷　　主治鼻渊、鼻塞。

印堂 ▶ 配太阳、百会　　主治头痛、眩晕。

丝竹空穴

明目止痛按此穴

　　丝竹空穴是手少阳三焦经的常用腧穴之一，是治疗头痛、目眩的常用穴。经常刺激本穴能祛风、明目、止痛，缓解眼干、眼痛、近视、青光眼等各种眼病。

主要功效

　　祛风明目，主治头痛、眩晕、目赤目昏、视物不明等。

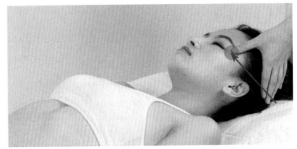

穴位定位

　　位于面部，当眉梢凹陷处。

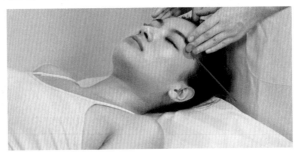

按摩方法

　　用拇指按揉丝竹空穴100～200次，每天坚持，可改善牙痛、目上视、头晕。

配合治疗

（丝竹空）▶ 配太阳、外关　主治目痛。

（丝竹空）▶ 配睛明、攒竹　主治目赤肿痛。

睛明穴

防治眼疾特效穴

　　睛明穴是足太阳膀胱经常用的腧穴之一。长时间伏案工作会感觉眼睛涩痛，刺激睛明穴有明目的功效，能改善眼部血液循环，缓解眼睛干涩、视力模糊等病症，缓解视疲劳。

主要功效

主治各种眼病，如目赤肿痛、迎风流泪、白内障、青光眼、夜盲、色盲、近视眼等。

穴位定位

　　位于面部，目内眦角稍上方凹陷处。

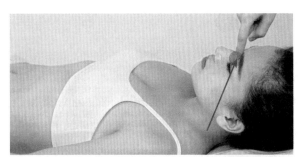

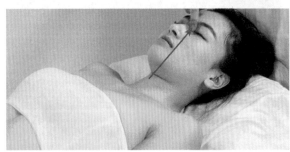

按摩方法

　　用食指按揉睛明穴 100 ~ 200 次，每天坚持，能够防治眼部疾患。

配合治疗

(睛明) ▶ 配合谷、风池　主治结膜炎、目痒。

(睛明) ▶ 配肝俞、光明　主治夜盲、近视。

鱼腰穴

眼睛干涩即可缓解

平时眼睛容易干涩或者有干眼症的人，对环境的反应很敏感，比如空气湿度。这时候我们可以按压鱼腰穴，通过准确按摩，对缓解眼周肌肉紧张，舒缓眼睛疲劳、酸痛有很大帮助。我们可以经常点按鱼腰穴来改善眼部疲劳。

主要功效

主治目赤肿痛、眼睑跳动、眼睑下垂、白内障、近视眼、急性结膜炎。

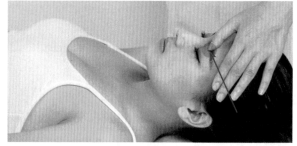

穴位定位

位于额部，瞳孔直上，眉毛的中点。

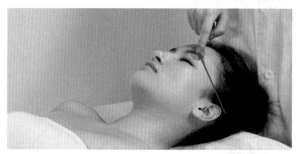

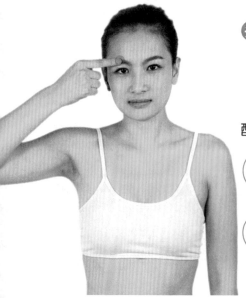

按摩方法

用拇指指腹揉按鱼腰穴 2～3 分钟，1 天 1 次。

配合治疗

鱼腰 ▶ 配合谷　　主治近视。

鱼腰 ▶ 配耳尖　　主治目生翳膜。

四白穴

提高眼睛机能

四白穴是胃经的重要穴位之一。刺激四白穴能对眼部起到很好的保健作用，还能促进脸部血液循环，使皮肤变得红润光泽。指压该穴道，能提高眼睛机能，对于近视、色盲等眼部疾病很有疗效。

主要功效

祛风明目、通经活络，主治目赤痛痒、目翳、口眼歪斜。

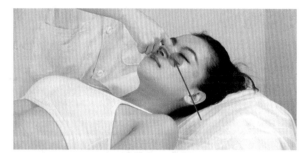

穴位定位

位于眼眶下缘正中直下 1 横指处。

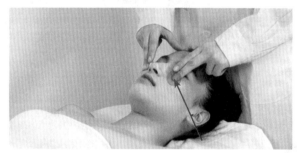

按摩方法

用手指指腹揉按四白穴 60 ~ 100 次，每天坚持按摩，能改善视力，防治眼部疾患。

配合治疗

四白 ▶ 配丰隆、太白 主治目翳、青光眼。

四白 ▶ 配颊车、攒竹 主治角膜炎。

光明穴

治疗老花眼的要穴

刺激光明穴治老花眼。老花眼多因年老脏腑气血衰弱、不能濡养眼部所致。中医认为"肝开窍于目"，加强肝经气血流有益于目。肝胆经脉循行经过小腿，常按揉小腿能促使血液流通，使眼部得到充足营养。

主要功效

疏肝明目、活络消肿。主治目痛、夜盲、青光眼、膝痛、下肢痿痹。

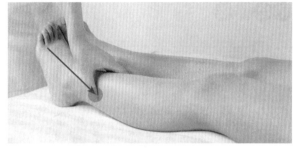

穴位定位

位于小腿外侧，当外踝尖上5寸，腓骨前缘。

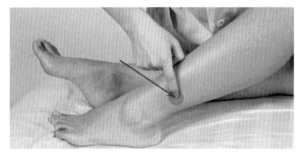

按摩方法

用手指指尖掐按光明穴3～5分钟，长期按摩，可改善夜盲、青光眼等。

配合治疗

光明 ▶ 配睛明、承泣　主治目痛。

光明 ▶ 配阳陵泉　主治下肢痿痹。

翳明穴

治疗近视的经验效穴

如今生活随着生活高科技化，电脑手机被广泛运用，近视眼也随之越来越多，此时可找翳明穴来帮忙。翳明穴有明目聪耳、宁心安神的作用，是治疗近视的经验效穴。

主要功效

明目聪耳、宁心安神。主治头痛、耳鸣、失眠、近视、远视。

穴位定位

位于项部，当翳风后1寸。

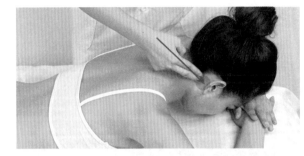

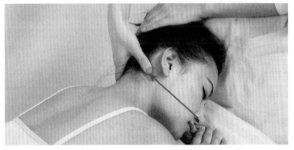

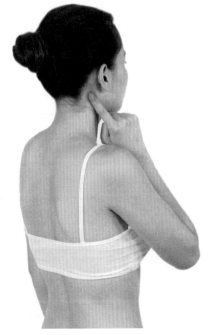

按摩方法

将食指、中指并拢，用两指指尖点揉翳明穴（或用拇指指腹按揉）100次。

配合治疗

（翳明）▶ 配鱼腰、睛明　主治近视。

（翳明）▶ 配球后、睛明　主治早期白内障。

足临泣穴

治疗目赤肿痛

道家认为阳气升发不足，人体的气血就不能正常地供应全身，从而引发很多疾病。足临泣穴是胆经上的主穴之一，连通带脉。带脉能约束纵行之脉，增强经脉之间的气血运行。

主要功效

清头明目、舒经活络。主治眼睛肿痛、眼周肌肤发红等。

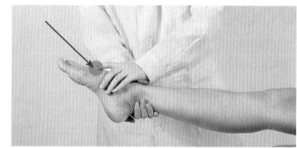

穴位定位

位于足背外侧，当足四趾关节的后方，小趾伸肌腱的外侧凹陷处。

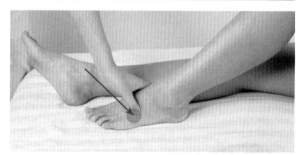

按摩方法

用手指指尖点按足临泣穴 2 ～ 3 分钟。

配合治疗

足临泣 ▶ 配丘墟、解溪　主治足跗肿痛。

足临泣 ▶ 配风池、太阳　主治目痛。

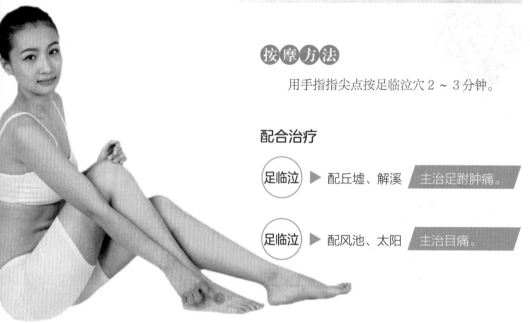

养老穴

摆脱花眼之苦，还抗衰老

养老穴的意思是说，此穴对老年人非常容易患的各种疾病很有益。养老穴属于小肠经脉的穴道。因为小肠的功能是吸收水谷所化之精气供养全身，是调治老年人疾病的重要穴位，所以称为养老穴。

主要功效

祛风明目、通经活络。治疗目视不明、耳闭不闻。

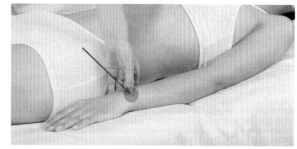

穴位定位

位于前臂背面尺侧，当尺骨小头近端桡侧凹陷中。

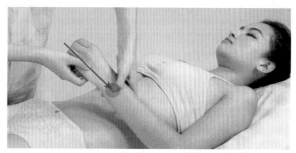

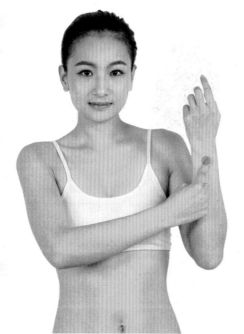

按摩方法

用拇指指尖掐按养老穴2～3分钟，每天坚持，还能够治疗急性腰扭伤。

配合治疗

| 养老 | ▶ 配肩髃 | 主治肩背肘疼痛。 |
| 养老 | ▶ 配睛明 | 主治老花眼。 |

急性结膜炎（红眼病）

急性结膜炎俗称"红眼"或"火眼"，是由细菌感染引起的一种常见的急性流行性眼病。其主要特征为结膜明显充血，脓性或黏液脓性分泌物，有自愈倾向。正常情况下，结膜具有一定防御能力，但当防御能力减弱或外界致病因素增加时，将引起结膜组织炎症发生，这种炎症统称为结膜炎。按病程可分为超急性、急性、亚急性、慢性结膜炎。

对症特效穴

①**上星**：在头部，当前发际正中直上1寸。

②**攒竹**：在面部，当眉头陷中，眶上切迹处。

③**风池**：在项部，当枕骨之下，与风府相平，胸锁乳突肌与斜方肌上端之间的凹陷处。

④**曲池**：在肘横纹外侧端，屈肘，当尺泽与肱骨外上髁连线中点。

取穴示意图

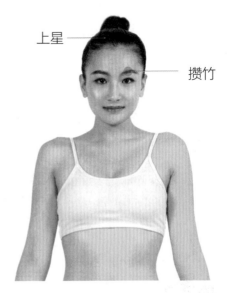

上星

攒竹

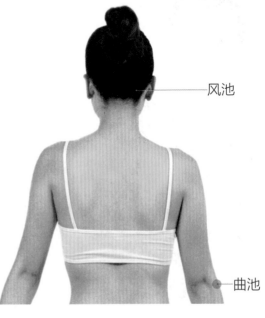

风池

曲池

攒竹穴

用面刮法沿眼眶从内往外刮拭攒竹穴至眉尾，可缓解头痛，治疗眼疾。

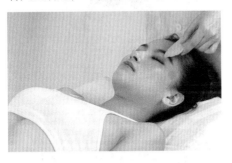

曲池穴

用面刮法从上向下刮拭曲池穴3～5分钟，隔天1次。

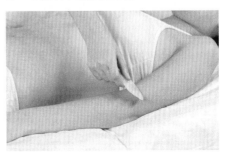

风池穴

用角刮法刮拭风池穴，以出痧为度，隔天1次，可治落枕、目赤肿痛等病症。

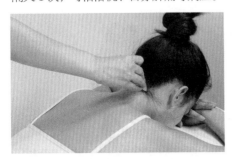

上星穴

用食指指腹点按上星穴2～3分钟，力度稍重，以局部酸痛为度。

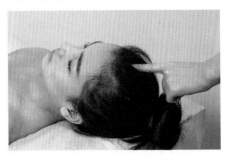

小提示

此病预防是关键，在急性结膜炎流行期间，尽量少去公共场所活动，以减少被传染的机会。注意卫生，不与他人合用脸盆及毛巾，以防止交叉感染，并要勤洗手。在急性发作期，患者应多卧床休息，避免眼睛受强光刺激，患病期间应保暖防寒。在饮食上，以清淡而富含营养的食物为主，戒烟忌酒。

沙眼

沙眼是指眼睑内面生出红色细小颗粒或淡黄色颗粒为主症的眼疾，是眼科常见病症。轻度沙眼患者微觉痒痛，睑内延内眦处红赤，并有少量细小颗粒，色红而硬，眨眼时感觉眼中有沙粒；重者眼睑内形成片状、网状瘢痕，视力下降。如果角膜发生溃疡，就会眼痛、头痛、怕光、流泪、视物不清，甚至丧失视力。中医认为本病常因外感风热毒邪，或脾胃湿热内蕴所致。一般卫生不良、眼部不洁之人容易患沙眼。

对症特效穴

①**阳白**：在前额部，瞳孔直上，眉上1寸。

②**太阳**：在颞部，当眉梢与目外眦之间，向后约一横指的凹陷处。

③**身柱**：在背部，后正中线上，第三胸椎棘突下凹陷中。

④**肝俞**：在背部，第九胸椎棘突下，旁开1.5寸。

取穴示意图

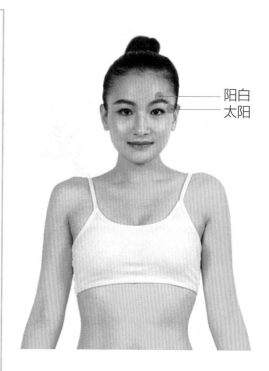

阳白
太阳

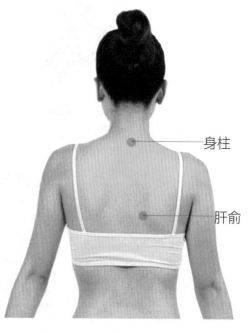

身柱

肝俞

身柱穴

将食指、中指并拢，用两指指腹推按身柱穴2～3分钟，长期按摩。

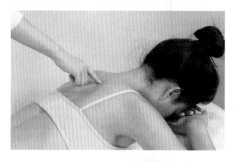

肝俞穴

用艾灸盒灸肝俞穴5～10分钟，每日1次，可清肝明目。

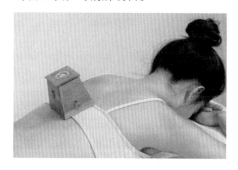

阳白穴

用角刮法刮拭阳白穴，皮肤发红即可，隔天1次。

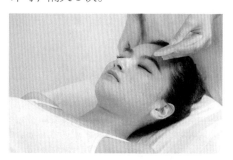

太阳穴

用艾条温和灸太阳穴10分钟，1天1次。

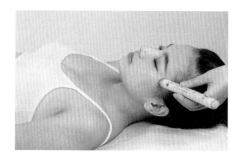

小提示

预防沙眼关键在于做好个人卫生，经常洗手，不用脏手擦眼睛，手帕要经常洗晒。在沙眼的流行期间，最好不要到公共场所，以免被传染。生活中，要推广分巾分水，一人一巾。定期检查，做到早发现、早治疗。

青光眼

青光眼是指眼球内压力增高的眼病，有原发性、继发性和先天性之分，为眼科常见病，是致盲率最高的眼病之一。本病在中医学属"青盲"病症范畴，病因分为四种：一是肝肾亏虚，精血耗损，导致精气不能上荣而使目失濡养；二是精神紧张，思虑太过，肝胆之火上扰所致；三是心荣亏损，神气虚耗，以致神光耗散殆尽所引发；四是外感风热，扰动内风，以致气血失和，脉络受阻所致。

对症特效穴

①**四白**：在面部，瞳孔直下，当眶下孔凹陷处。

②**合谷**：在手背，第一、二掌骨间，第二掌骨桡侧的中点处。

③**风池**：在项部，枕骨之下，与风府相平，胸锁乳突肌与斜方肌上端之间的凹陷处。

④**胆俞**：在背部，当第十胸椎棘突下，旁开1.5寸。

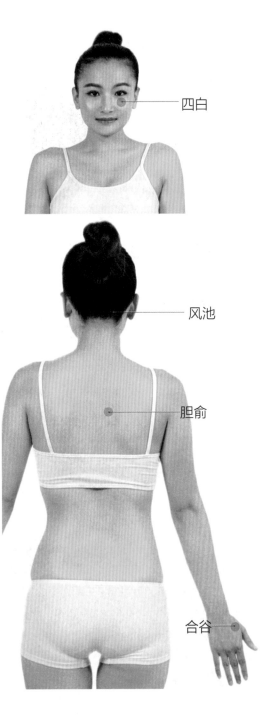

取穴示意图

四白

风池

胆俞

合谷

胆俞穴

用面刮法从上向下刮拭胆俞穴3 ~ 5分钟，隔天1次，可治疗眼疾。

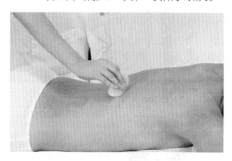

四白穴

角刮法由内向外刮拭四白穴2 ~ 3分钟，有通络明目的功效。

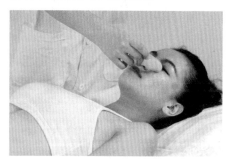

合谷穴

用拇指指尖用力掐揉合谷穴100 ~ 200次，每天坚持。

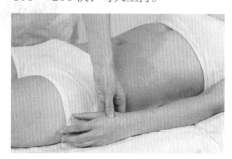

风池穴

用艾条温和灸风池穴5 ~ 10分钟，1天1次。

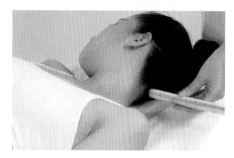

小提示

对于青光眼，宜早诊断，早治疗，则疗效较好。避免在昏暗处用眼，如不开灯看电影、电视等。饮食忌辛辣刺激，少饮酒，避免短时间内大量饮水。平时应注意调适自己的情绪，并保持乐观态度，有助于防止病情加重和急性发作。

白内障

白内障属中医学的"眼内障"病范畴，发病初期，视物不清、模糊，并逐渐加重，病症重时，眼前有黑点，视物时，好像有黑影随眼移动，或如隔轻烟薄雾，或有单眼复视，严重者仅能分辨手指或明暗。白内障分为先天性和后天性两种，先天性多因先天不足，肾精亏虚，肝肾虚损；后天性多因脾胃虚弱，运化失健，年老体弱，或肝肾亏损，或心肾不交，以致精气不能上荣于目，目失濡养而致病。

对症特效穴

①**百会**：在头部，当前发际正中直上5寸处。

②**足三里**：在小腿前外侧，外膝眼直下3寸处。

③**太冲**：在足背侧，当第一跖骨间隙的后方凹陷处。

④**肾俞**：在腰部，当第二腰椎棘突下，旁开1.5寸。

取穴示意图

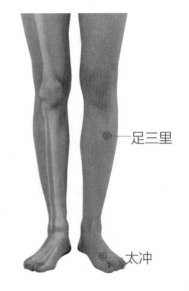

足三里

太冲

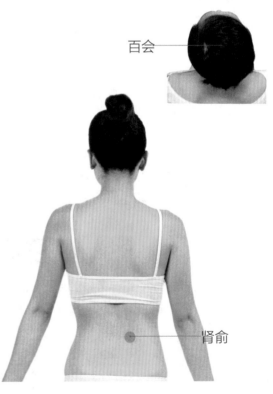

百会

肾俞

百会穴

用食指指腹揉按百会穴60～100次。

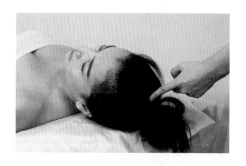

肾俞穴

用拇指按揉肾俞穴100～200次，每天坚持。

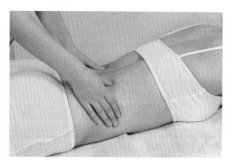

足三里穴

用拇指指腹推按足三里穴1～3分钟。

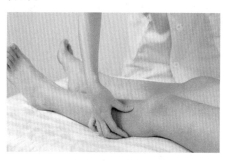

太冲穴

用艾条温和灸太冲穴5～10分钟，每日1次。

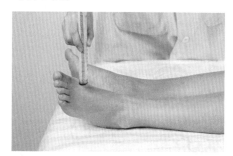

小提示

　　白内障患者应避免强烈的日光照射，在户外活动时，戴上太阳镜或遮阳帽，可有效预防射线对晶体的损伤。另外，患者要多饮水，饮食宜清淡，少盐少油，摄取充分的维生素E、维生素C，不吸烟。适当参加体育锻炼，以改善全身新陈代谢，这对于预防白内障的发生有一定的作用。

老花眼

所谓"老花眼"是指上了年纪的人，逐渐产生近距离阅读或工作困难的情况。这是人体机能老化的一种现象。老花眼医学上又称老视，多见于 40 岁以上，晶状体硬化，弹性减弱，睫状肌收缩能力降低而致调节减退，近点远移，故发生近距离视物困难，这种现象称为老视。

对症特效穴

①**翳明：** 在项部，当翳风后 1 寸处。

②**光明：** 在小腿外侧，当外踝尖上 5 寸，腓骨前缘。

③**照海：** 在足内侧，内踝尖下方凹陷处。

④**足临泣：** 在足背外侧，当足 4 趾本节（第四跖趾关节）的后方，小趾伸肌腱的外侧凹陷处。

取穴示意图

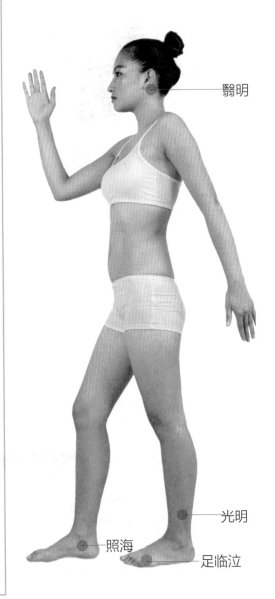

翳明

光明

照海

足临泣

照海穴

用角刮法从上向下刮拭照海穴3～5分钟，隔天1次。

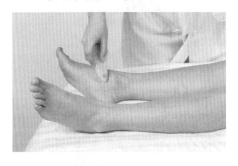

光明穴

用艾条温和灸光明穴5～10分钟，1天1次。

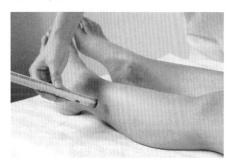

翳明穴

用角刮法从上向下刮拭翳明穴1～2分钟，1天1次。

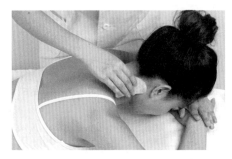

足临泣穴

用角刮法刮拭足临泣穴，以出痧为度，隔天1次。

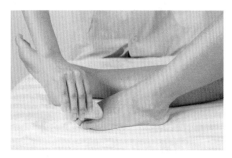

小提示

绝大多数的人在40～45岁眼睛会悄悄出现"老花"，首先感到看细小字迹模糊不清，必须要将书本、报纸拿远才能看清上面的字迹。其实，老花眼是人体生理上的一种正常现象，是身体开始衰老的信号。随着年龄增长，眼球晶状体逐渐硬化、增厚，而且眼部肌肉的调节能力也随之减退，导致变焦能力降低。

远视眼

平行光进入眼内后在视网膜的后面形成焦点，称为"远视"。此时，眼的光学焦点在视网膜之后，因此在视网膜上所形成的像就模糊不清。要利用调节力量把视网膜后面的焦点移到视网膜上，才能看清远处物体。因此远视眼经常处在调节状态，容易发生视疲劳。

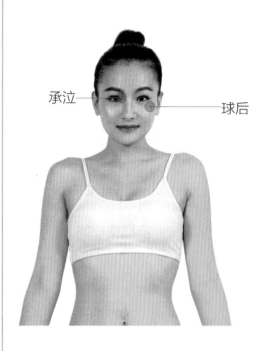

承泣 —— 球后

对症特效穴

①**丝竹空**：在面部，当眉梢凹陷处。

②**鱼腰**： 在额部，瞳孔直上，眉毛中。

③**承泣**：在面部，瞳孔直下，当眼球与眶下缘之间。

④**球后**：在面部，当眶下缘外1/4与内3/4交界处。

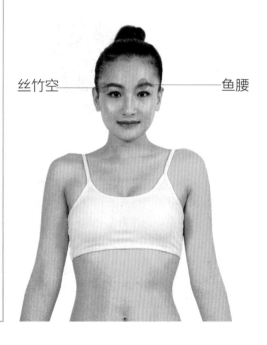

丝竹空 —— 鱼腰

鱼腰穴

用角刮法刮拭鱼腰穴2～3分钟，隔天1次。

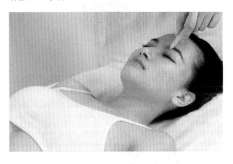

球后穴

用手指指尖按揉球后穴3～5分钟，每天坚持按摩，可防治眼部疾病。

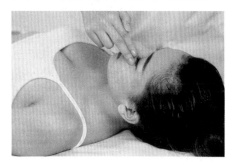

承泣穴

用角刮法由内向外刮拭承泣穴，以局部皮肤发红为度，隔天1次。

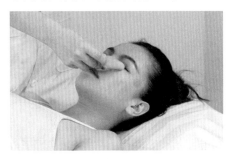

丝竹空穴

用面刮法沿眉毛刮拭丝竹空穴15～30次，力度适中，不出痧，隔天1次。

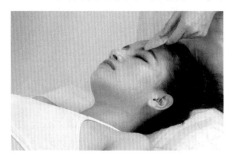

小提示

多吃富含维生素A和维生素C的食物；在室外活动时戴太阳眼镜，避免过量紫外线照射眼球；每天保证饮用足够的水，防止眼干；做危险工作如敲击金属物体、使用腐蚀性化学品时，一定要保护好眼睛；定期进行常规眼科检查。

夜盲症

一般夜盲可以分为以下三种：①暂时性夜盲。由于饮食中缺乏维生素A或因某些消化系统疾病影响维生素A的吸收，致使视网膜杆状细胞没有合成视紫红质的原料而造成夜盲。②先天性夜盲。系先天遗传性眼病，如视网膜色素变性、杆状细胞发育不良，失去了合成视紫红质的功能，所以发生夜盲。③获得性夜盲。往往由于视网膜杆状细胞营养不良或本身的病变引起。

对症特效穴

①**养老**：在前臂背面尺侧，当尺骨小头近端桡侧凹陷中。

②**三阴交**：在小腿内侧，当足内踝尖上3寸，胫骨内侧缘后方。

③**肝俞**：在背部，当第九胸椎棘突下，旁开1.5寸。

④**肾俞**：在腰部，当第二腰椎棘突下，旁开1.5寸。

取穴示意图

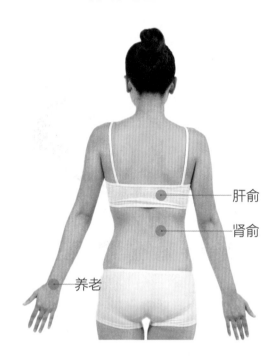

肝俞
肾俞
养老

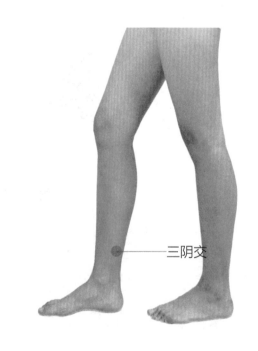

三阴交

养老穴

用角刮法从上向下刮拭养老穴3 ~ 5分钟，隔天1次。

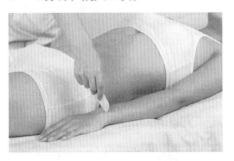

肝俞穴

用面刮法从上向下刮拭肝俞穴3 ~ 5分钟，隔天1次，可治疗眼疾。

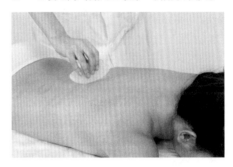

肾俞穴

用面刮法从上而下刮拭肾俞穴，力度微重，以出痧为度，隔天1次。

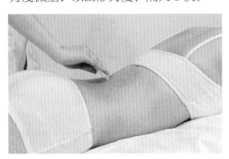

三阴交穴

用拇指按揉三阴交穴100 ~ 200次，每天坚持。

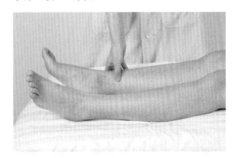

小提示

首先要科学安排营养，特别对婴儿和发育时期的青少年，应提倡食品多样化，除主食外，副食方面包括鱼、肉、蛋、豆类、乳品和动物内脏以及新鲜蔬菜之类，都应该有；对于病情严重的患者，夜间应安静卧床；补充维生素A营养素或胡萝卜素提取物。β-胡萝卜素可以转发成维生素A，且没有副作用。

眼睑下垂

眼睑下垂轻者半掩眼睛；重者上睑无力展开，遮住整个角膜，上眼睑麻木，呈弛缓状态，开张失去自主性。本病在中医学属"上胞下垂"、"睑废"等病症范畴。多因脾虚气弱、脉络失和、肌腠疏开、邪风客于胞睑而引发，也有因外伤所致者。

对症特效穴

①**中脘**：在上腹部，前正中线上，当脐中上4寸。

②**气海**：在腰部，当第三腰椎棘突下，旁开1.5寸。

③**大椎**：在后正中线上，第七颈椎棘突下凹陷中。

④**膏肓**：在背部，当第四胸椎棘突下，旁开3寸。

取穴示意图

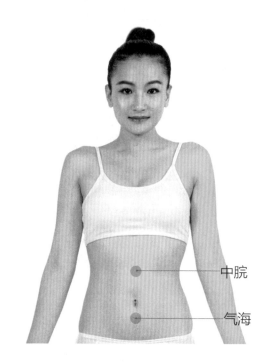

中脘
气海

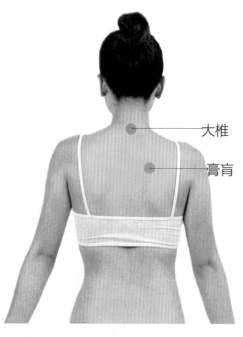

大椎
膏肓

中脘穴

用食、中指指尖推揉中脘穴 3 ~ 5 分钟。

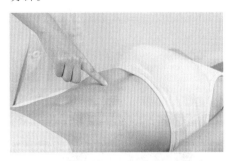

气海穴

用艾条雀啄灸气海穴 5 ~ 10 分钟，1 天 1 次。

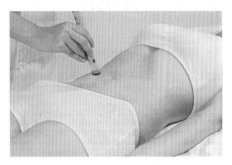

大椎穴

用角刮法刮拭大椎穴 30 次，稍出痧即可，隔天 1 次。

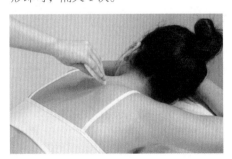

膏肓穴

刮拭 30 次，要刮至出现痧痕为止。隔日 1 次，10 次为 1 个疗程。

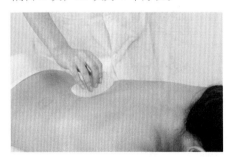

小提示

保持生活起居有规律，不疲劳过度，注意适当休息，做到劳逸结合。进食富含营养而易消化食物，忌食辛辣、肥腻的食物。治疗的同时，也可在局部及前额部给予湿热敷。热敷时，可用手指在眉毛上部往上推揉，每次 10 分钟，每日 2 次。

中医美容，眼周肌肤零烦恼

学会 8 种养目方法

　　眼睛会随着年龄的增长或因其他疾病会逐渐退化和衰弱。根据我国传统的养目方法，结合现代医学有关知识，可归纳出八种养目方法。

■ 熨目

　　每天晨起或睡前，取坐式或立式，闭目，同时双手掌快速摩擦揉搓，约半分钟便会感到发热发烫，随即迅速将双手掌按抚于双眼上。待热感不明显时，再如法重复一次，每日如此循环 14 次。此法有通经活络、改善血液循环的作用。

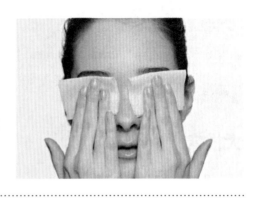

■ 运目

　　自然站立于窗前 2 ~ 3 米外，双眼依次注视 4 窗角，按顺时针方向、逆时针方向反复交替，共反复 7 ~ 14 次。此法可以舒筋活络、改善视力。

■ 浴目

　　以热水、热毛巾或蒸汽熏浴双眼，每天 1 ~ 2 次，每次 15 ~ 20 分钟。还可用中药浴，即将菊花、大青叶、桑叶、竹叶之类的中药煎水，趁热先以蒸汽熏眼，待水温后，再以药水洗浴双眼。

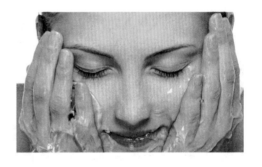

■ 养目

平时要注意饮食的选择和搭配，如粗细粮搭配、荤素菜搭配等。另外，要多吃蔬菜、水果，注意维生素和微量元素的补充，适当吃些海带、胡萝卜、芹菜、动物肝脏等。

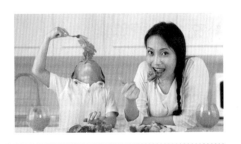

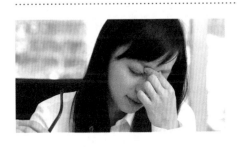

■ 摩目、闭目

以双手的中、食二指分别按压双眼球，适当地有节奏地加压（以感到舒适为度），可略带旋转动作。此法对老年人，特别是青光眼患者最为适用。

■ 极目

晨起选择空旷、空气清新的场所进行，身体自然直立，两目先平视远处一个目标，如树梢、塔尖或山峰等。此时尽量放松眼睛，坚持1～2分钟后，逐渐将视线移近。

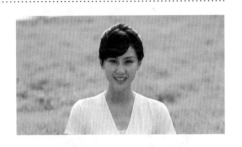

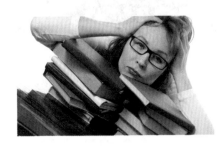

■ 惜目

用眼不要过度，无论男女老少，都要注意节约用眼，如读书、写字或看电视不要持续时间过长，一般40～60分钟即应休息5～10分钟。

■ 护目

不要久处强烈的阳光或灯光下，更不要在强光下读书看报，电视的光度也不要太强。如果夏日出游，要戴适合的太阳镜。

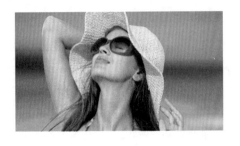

补充 3 大营养素

■ 维生素 A

维生素 A 在眼球细胞组织生长及泪液分泌上扮演重要角色。除此之外，还可维持上皮组织的正常形态和功能，以及促进动物骨骼的正常发育。缺乏维生素 A 会引起夜盲症、眼干燥症、角膜炎、皮肤干燥症等问题。长期缺乏维生素 A，角膜的上皮细胞就会因为过度干燥而容易受到伤害，甚至造成失明。维生素 A 是一种脂溶性的维生素，大多存在于动物体内，以肝脏中的含量最为丰富，蛋、奶、肉类也含有。

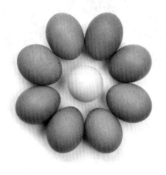

■ 维生素 E

维生素 E 具有抗氧化作用，紫外线及辐射线易引起过多自由基，使眼睛加速老化，如白内障、糖尿病视网膜病变、视神经萎缩等。抗氧化物质可帮助眼球对抗自由基的伤害，通过摄取有机性的自由基等方式，防止对眼睛的伤害。维生素 E 大多存在于食物中的植物油和绿色蔬菜中，其他如胚芽、坚果、豆制品等也含有维生素 E。偏食对视力发育也有重要的影响，因此要养成合理膳食的习惯，同时注意少吃糖。

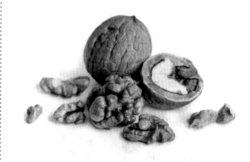

■ 维生素 C

是一种抗氧化营养素，它通过摄取有机性的自由基或将受激态的氧分子去活化两种方式，来防止对人体组织的伤害。除了抗氧化功能外，它还可以防癌。维生素 C 也是组成眼球水晶体的成分之一，缺乏维生素 C 容易患白内障等眼疾。水果、蔬菜中含有丰富的维生素 C，尤其是柑橘类水果，如橘子、橙子、柚子、柠檬等。

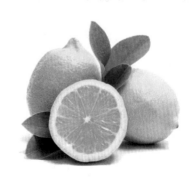

眼睑浮肿刮痧疗法

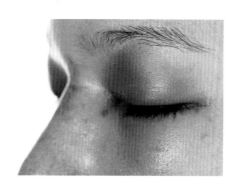

■ 靓女有烦恼

晨起脸会浮肿，并且眼睑浮肿比较明显，腰酸痛困乏乏力。吃中药腰酸痛有明显好转但浮肿如旧……多次肾，心脏及内分泌检查没问题？该怎么办？

■ 名医来答疑

因睡眠时间长或睡觉姿势不当，或过度疲劳，在早晨起来的时候，能见到双眼眼睑浮肿，程度不重，起床后不久即可消失，一般不属病态。若经常如此，也要引起重视，请医生检查一下，看看是否有病。水分补充过多，血液中的水分太多而来不及排出，也会出现双眼眼睑浮肿。

■ 刮痧帮助消除水肿

以由内往外的方向轻刮，帮助淋巴顺畅，有助加速排除脸部循环不良的多余水分和废物，可减少脸部水肿，也有助于让脸色变好重点刮痧穴位。

■ 重点刮痧穴位

①太溪→②外关→③肾俞→④复溜

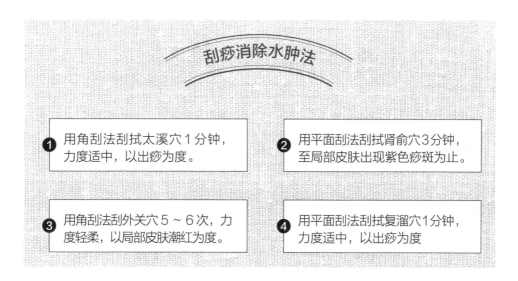

刮痧消除水肿法

❶ 用角刮法刮拭太溪穴1分钟，力度适中，以出痧为度。

❷ 用平面刮法刮拭肾俞穴3分钟，至局部皮肤出现紫色痧斑为止。

❸ 用角刮法刮外关穴5～6次，力度轻柔，以局部皮肤潮红为度。

❹ 用平面刮法刮拭复溜穴1分钟，力度适中，以出痧为度

黑眼圈刮痧疗法

■ 靓女有烦恼

黑眼圈重的人跟大熊猫一样，即使化妆也怎么都掩盖不了，晚上经常熬夜或者睡眠不好的人，就有浓浓的黑眼圈，使得整个人看起来很憔悴、没精神。

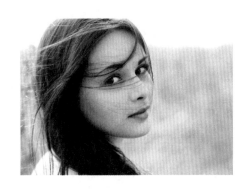

■ 名医来答疑

黑眼圈是由于经常熬夜，情绪不稳定，眼部疲劳、衰老，静脉血管血流速度过于缓慢，眼部皮肤红细胞细胞供氧不足，形成慢性缺氧，血液较暗并形成滞流以及造成眼部色素沉着，也就是我们常说的"熊猫眼"。年纪愈大的人，眼睛周围的皮下脂肪变得愈薄，所以黑眼圈就更明显。

■ 刮痧告别黑眼圈

眼部刮痧有助于防止肌肤老化，活血化瘀，可以帮助消除黑眼圈，起到一定的养颜功效。刮痧不仅能治疗黑眼圈，还能改善面部血管的微循环，增加血液、淋巴液及体液的流量。

■ 重点刮痧穴位

①睛明→②太阳→③攒竹→④四白

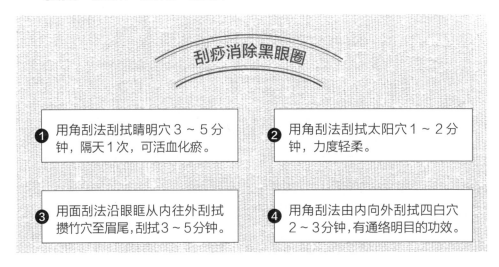

刮痧消除黑眼圈

❶ 用角刮法刮拭睛明穴 3～5 分钟，隔天 1 次，可活血化瘀。

❷ 用角刮法刮拭太阳穴 1～2 分钟，力度轻柔。

❸ 用面刮法沿眼眶从内往外刮拭攒竹穴至眉尾，刮拭 3～5 分钟。

❹ 用角刮法由内向外刮拭四白穴 2～3 分钟，有通络明目的功效。